Le régime soupe

Claire Pinson

LE RÉGIME SOUPE

•MARABOUT•

Introduction

Fini les régimes interminables, carencés, qui vous faisaient perdre 5 kg (de muscles) pour vous faire reprendre 7 kg (de graisse et de cellulite).

Le régime soupe vous fera perdre comme par miracle et en un temps record tout votre tissu adipeux disgracieux !

Le secret de ce programme tient dans votre assiette : la soupe brûle-graisses est composée de légumes dont les vertus naturelles se complètent afin de vous faire perdre votre graisse et votre eau inutiles, tout en conservant votre masse musculaire !

Comment cela est-il possible ? Tout simplement en donnant à votre corps quotidiennement, en plus de ce breuvage miracle, les protéines qui lui sont indispensables. Car ce qu'oublient souvent les inventeurs de régimes « révolutionnaires » (et peu efficaces, voire dangereux à long terme), c'est que les protéines ne peuvent être stockées, et doivent donc être apportées obligatoirement par l'alimentation.

Faute de quoi l'organisme puise les protéines qui lui sont indispensables dans sa masse musculaire et dans ses organes vitaux, et l'on perd du muscle, pas de la graisse…

Avec notre soupe brûle-graisses, associée aux indispensables protéines, vous perdrez votre tissu adipeux à coup sûr, en sauvegardant votre précieux capital musculaire et mieux, vous stabiliserez votre poids.

Pour potentialiser les effets spectaculaires de ce régime, l'absorption de produits minceur ayant fait leurs preuves (thé vert, ananas, queues de cerise…) vous permettra de mincir mieux et plus vite, tout en recouvrant votre belle vitalité.

Ce régime est parfaitement équilibré. Il vous fera maigrir harmonieusement sans nuire à votre santé.

Préface

Naissance d'un régime

Il y a quelques temps a été mis au point dans un hôpital américain un régime révolutionnaire à base de soupe destiné à faire maigrir rapidement et sans danger les patients obèses avant une opération chirurgicale.

L'efficacité de ce programme minceur l'a rapidement fait connaître du grand public.

Ainsi, une simple soupe à base de légumes, que l'on pouvait faire soi-même, à la maison, avait le pouvoir de faire perdre rapidement, sans effort, les kilos superflus ?

Un succès colporté par le bouche à oreille

Rapidement, un premier régime à base de soupe circula sous le manteau, aux Etats-Unis, puis en Europe. Des milliers d'hommes et de femmes reprirent pour leur compte la recette de la soupe miracle qui avait fait ses preuves dans les hôpitaux.

Mais ce qui convient aux patients obèses, en milieu hospitalier et sous surveillance médicale, ne correspond pas forcément aux personnes qui, comme vous et nous, ont besoin de perdre 3 à 8 kilos avant l'été.

Témoignage

Sylvie, 29 ans, 1,64 m,
60 kg avant le régime, 55 kg après.

J'ai entendu parler par mes collègues de bureau d'un régime révolutionnaire à base de soupe et de fruits, qui faisait perdre 4 à 8 kilos en une semaine. J'avais déjà essayé pas mal de régimes, mais au bout de huit jours, après avoir perdu seulement 1 ou 2 kilos, je « craquais » et je reprenais aussitôt le poids perdu.

Comme je devais partir en vacances la semaine suivante et affronter le regard des autres (et de mon mari !) sur la plage, j'ai décidé de tenter « l'opération de la dernière chance » et je me suis procuré par mes collègues les grandes lignes du régime :

– de la soupe pendant 7 jours, à volonté,

– des fruits ou des légumes à volonté, à l'exception des bananes, du maïs, des petits pois et des haricots secs,

– réintroduction des protéines à partir du 4e jour,

– plus on mange de cette soupe et plus on maigrit,

– eau, thé non sucré à volonté.

J'ai effectivement maigri très vite et sans vraiment souffrir de la faim. Le deuxième jour, j'avais déjà perdu 2 kilos. Tous les jours, j'emmenais mes Thermos de soupe au bureau pour remplacer le café sucré que j'avais coutume d'avaler tout au long de la journée, et quelques fruits frais que je grignotais en cas de fringale. Quand j'ai eu droit à la viande, j'ai emporté dans mon cartable, chaque jour, du rôti de bœuf coupé en morceaux dans une petite boîte que je plaçais incognito dans le frigo à jus de fruits… Au bout d'une semaine, j'avais perdu 5 kilos et je rentrais à nouveau dans mes vêtements de la taille 36 !

Nous sommes partis en vacances et j'ai continué à me nourrir d'une manière que je pensais équilibrée : légumes, fruits, viandes, peu de sucre, peu d'alcool. Hélas, au retour, huit jours plus tard, j'avais repris 4 kilos sur 5…

Je recommencerai ce régime quand j'aurai besoin de perdre du poids avant les vacances ou pour aller à une soirée ; mais je me méfierai davantage pour ne pas reprendre aussi rapidement les kilos perdus !

J'aimerais pouvoir suivre un programme similaire, tenant compte de la difficulté à maintenir les résultats obtenus car je pense qu'il n'est pas recommandé de faire alterner périodes d'amincissement et de reprise de poids…

Retour de manivelle

Les grands principes du régime hospitalier étaient les bons, mais ils devaient être repris et adaptés pour servir le grand public et non plus les obèses hospitalisés pour une intervention chirurgicale.

En effet, il est insensé, voire dangereux, de suivre le régime hospitalier à base de soupe en dehors de l'indication pour laquelle il est prescrit.

Les personnes qui ont suivi ce programme de leur propre chef peuvent témoigner : elles ont perdu du poids, certes, mais l'ont repris aussitôt… avec, en prime, quelques kilos supplémentaires.

La question restait de savoir comment appliquer les principes du régime soupe au grand public, pour obtenir un résultat rapide, durable, efficace et tout cela sans efforts.

Témoignage

Cécile, 44 ans, 1,58 m, 65 kg avant le régime, 57 kg après

J'ai toujours été ronde et je suis une abonnée des régimes à répétition. Quand une amie m'a parlé d'un régime à base de soupe, qui lui avait fait perdre du poids rapidement, j'ai voulu essayer à mon tour.

Je me suis nourrie de soupe, de fruits et de légumes pendant 4 jours, puis le 5e jour j'ai ajouté de la viande à mon programme. Au bout de 7 ours, j'avais perdu 6 kilos ! Grisée par les résultats, et considérant que j'avais encore du poids à perdre, j'ai rempilé pour une semaine au même régime. J'ai encore perdu 2 kilos.

J'ai ensuite recommencé à m'alimenter à peu près normalement, en faisant l'impasse sur les sucres rapides, les graisses et l'alcool. Peine perdue : je reprenais – horreur – du poids chaque jour. J'ai alors repris mon régime soupe pendant 7 jours, pour regrossir dès que je reprenais un mode d'alimentation dit « normal ». J'avais le choix entre continuer à suivre mon régime soupe + fruits à vie pour rester mince, ou suivre une alimentation équilibrée et reprendre du poids. J'ai finalement opté pour la deuxième solution, me disant que ce programme, après tout, semblait plus déséquilibré qu'il en avait l'air : où le corps puisait-il, durant les 4 premiers jours, les protéines dont il avait besoin ? Et la viande de bœuf imposée par le programme durant la deuxième période du régime n'est-elle pas trop riche en graisses saturées ? Dans le doute, j'ai décidé d'attendre qu' un programme aussi séduisant, mais plus équilibré, soit mis en place : c'est ainsi que je vais commencer le régime soupe, qui me paraît parfaitement équilibré, très structuré, facile à faire et surtout, offrir des résultats durables.

Mise au point du régime soupe

Le régime hospitalier, appliqué au commun des mortels, faisait perdre du poids certes, mais du muscle, pas de la graisse !

Pire, les kilos perdus (en muscles) étaient repris dès l'arrêt du régime sous forme de tissu graisseux…

On remarqua alors que ce qui faisait défaut à ce régime était sa carence en protéines. Pour rendre l'amincissement plus efficace, on conseilla l'administration de substances naturelles potentialisant l'amincissement. Et pour asseoir les résultats, on mit au point une phase de stabilisation sur une période égale à la durée du régime lui-même.

Les principes du régime soupe à la loupe

Le régime soupe repose donc sur trois grands piliers, renforcés par un quatrième, la phase de stabilisation :

– consommation à volonté d'une soupe brûle-graisses à base de légumes sains et naturels, l'effet amincissant de chaque légume est potentialisé par celui des autres légumes. L'ensemble de ces légumes agit donc en synergie afin de faire fondre les graisses comme par magie ;

– sauvegarde de la masse noble du corps, c'est-à-dire les muscles et les organes vitaux (personne n'a envie de conserver ses bourrelets disgracieux au détriment de sa masse musculaire) par la consommation indispensable de protéines pures, à raison d'un gramme de protéines par jour et par kilo de masse corporelle ;

– prise de suppléments alimentaires réputés depuis des millénaires pour leurs vertus amincissantes : eau, thé vert, ananas, queues de cerise, et complexe multivitaminé, pour gagner de l'énergie et pour éviter les carences ;

– Importance du suivi d'une phase de stabilisation pour conserver à vie les résultats.

Témoignage

Laurence, 33 ans, 1,68 m, 69 kg avant le régime soupe, 63 kg après : elle a donc perdu 6 kg qu'elle n'a jamais repris.

C'est une amie passionnée de diététique et de santé qui m'a fait connaître le régime soupe. Comme tout le monde, j'avais entendu parler d'un premier régime à base de soupe, de fruits, de légumes et de bifteck, qui faisait maigrir… pour mieux regrossir ensuite.

J'avoue que j'ai été, les premiers temps, réticente. Mais quand j'ai étudié en détail le programme du régime soupe, j'ai vu qu'il était parfaitement équilibré : il contenait des protéines, peu de matières grasses (mais d'excellente qualité), des glucides lents, des vitamines, des oligo-éléments… bref, tout ce dont mon corps avait besoin pour maigrir en beauté !

Mais ce qui m'a le plus séduite est le traitement parallèle à base de plantes minceur (thé vert, queues de cerise…) : je suis très branchée médecines douces et je considère que le corps est une mécanique précieuse et fragile à faire maigrir en harmonie et avec précaution !

C'est donc en toute confiance que j'ai démarré mon programme : après une semaine de régime soupe, j'avais perdu 4 kilos sans fatigue. Ma peau me paraissait plus tonique, plus ferme, comme désinfiltrée. J'ai alors embrayé sur la phase de stabilisation, et j'ai encore perdu 2 kilos sans ressentir de fatigue ni de lassitude !

Aujourd'hui, je continue à me nourrir sainement : beaucoup de fruits et de légumes, de la soupe deux fois par semaine, du poisson, des laitages maigres, et je maintiens les résultats obtenus sans trop d'efforts.

Je suis ravie qu'un ouvrage paraisse enfin sur le régime soupe. J'espère que beaucoup de femmes lui feront confiance et pourront, tout comme moi, mincir et rester minces sans nuire à leur santé.

Les vertus indiscutables de la soupe brûle-graisses

Tous les ingrédients contenus dans la soupe brûle-graisses détiennent des vertus amincissantes. Tous les légumes utilisés ont des vertus diurétiques, en particulier le poivron, le poireau et le céleri. Le chou et l'oignon possèdent des vertus détoxifiantes. L'asperge combat l'œdème et la rétention d'eau. La tomate est un aliment anti-âge. Associés, les légumes agissent en synergie pour « booster » l'amincissement. Le plus étonnant est que cette soupe, bourrée de vitamines, de sels minéraux et d'antioxydants, ne se contentera pas de vous faire perdre du poids (et pas n'importe quel poids mais de la graisse), elle vous permettra d'éliminer l'eau qui infiltre vos tissus, de drainer les déchets hors de votre organisme, et de vous faire retrouver votre belle énergie…

1 ■ La soupe brûle-graisses : pour maigrir à coup sûr

La soupe : pour faire fondre votre graisse et mettre fin à la rétention d'eau.

Vous avez essayé une multitude de régimes. Certes, vous avez perdu du poids, mais vous l'avez repris rapidement ou petit à petit.

Chaque année, à l'approche des vacances, vous entamez le régime à la mode qui vous promet un amincissement rapide et durable… Mais avec les vacances, ces maudits kilos, comme le naturel, reviennent au galop !

Vous avez perdu espoir de maigrir et de rester mince pour toujours… Jusqu'au jour où vous avez entendu parler de ce régime hospitalier à base de soupe venu d'outre-Atlantique, célèbre pour avoir fait maigrir rapidement les personnes en surpoids devant subir une intervention chirurgicale.

Vous vous êtes renseignée, et vous avez appris que le principe essentiel de ce programme minceur était fondé sur… une soupe.

Vous ne vous doutiez pas qu'une simple soupe, élaborée à partir des légumes les plus courants, pouvait vous faire perdre du poids rapidement et durablement.

Incroyable, mais pourtant vrai : à une époque où la plupart d'entre nous connaissent et appliquent, plus ou moins maladroitement, les principes d'une alimentation minceur équilibrée, le fait de consommer une simple soupe balayerait d'un coup de cuillère… à potage toutes les idées reçues sur les régimes ?

Oui… et non. Car il ne s'agit pas de n'importe quelle soupe, mais d'une soupe composée à partir de légumes choisis qui, lorsqu'ils sont combinés, potentialisent l'amincissement.

Le régime soupe vous fera perdre, en un temps record, tous vos kilos d'eau et de tissu adipeux superflus

Depuis la plus haute Antiquité, les anciens utilisent le pouvoir des légumes pour résoudre les troubles bénins qui nous gâchent notre quotidien.

Nos populations occidentales, industrialisées à outrance, ont oublié les vertus de ces légumes ; elles se sont tournées vers une alimentation trop riche en graisses et en sucres, chargée de déchets et de toxines.

Peu à peu, le corps s'est engorgé d'eau et de graisse ; ne parvenant plus à brûler l'énergie en excès, ni à éliminer les déchets qui l'encombraient, il s'est chargé de tissu adipeux, infiltré de cellulite…

Les régimes traditionnels à visée hypocalorique n'ont qu'un effet éphémère sur ce phénomène de surpoids ; certes, on perd du poids, mais les toxines et une grande partie de la masse grasse (et notamment sous forme de cellulite) demeurent…

Il fallait inventer, ou plutôt réinventer un régime intelligent qui puisse à la fois

– faire perdre la plus grande partie du tissu adipeux disgracieux,

– préserver le capital musculaire,

– drainer les déchets hors de l'organisme.

Il se trouve que dame nature nous offre tous les ingrédients nécessaires pour réaliser ce projet ambitieux.

Vous n'aurez rien à faire d'autre que de vous laisser guider, et de suivre à la lettre notre programme minceur.

Et vous maigrirez à coup sûr…

– sans voir vos muscles disparaître,

– sans fatigue ni nervosité,

– sans connaître la sensation de faim,

– sans risquer de vous exposer à des carences.

Vertu n° 1 de la soupe : fonte du tissu adipeux

Les légumes utilisés pour concocter notre soupe brûle-graisses ne contiennent pas un gramme de lipides. Ils sont riches en fibres alimentaires, en vitamines, en sels minéraux, en oligo-éléments et en antioxydants.

Ils contiennent aussi les indispensables glucides lents, réputés pour fournir à l'organisme de manière progressive, sans pic glycémique, l'énergie dont il a besoin afin d'éviter les « coups de pompe » et la sensation de faim qui est souvent à l'origine de bien des grignotages…

Le chrome, le cobalt, le manganèse et le zinc, connus pour réguler le métabolisme du sucre et des graisses, et pour lutter contre la rétention d'eau, sont présents dans le chou, l'asperge, le poivre et le thym.

Le magnésium contenu dans le chou, le poireau, le poivron, l'asperge, l'ail, l'aubergine, le persil modère l'appétit.

La vitamine C, présente dans le chou, le céleri, l'asperge, le poivron, la tomate, l'aubergine et le persil, ainsi que la vitamine B6, apportée par le chou et la tomate, permettent à la tyrosine, un acide aminé apporté par les protéines (mais également présent dans le céleri), de se transformer en noradrénaline, un neurotransmetteur permettant de diminuer la mise en réserve des graisses et de modérer l'appétit.

Les fibres alimentaires emprisonnent une partie des lipides (graisses) et des glucides (sucres) avant même qu'ils soient assimilés, et les évacuent directement dans les selles. Les fibres ont également un effet satiétogène, c'est-à-dire qu'elles réduisent l'appétit.

L'ail, l'oignon et le céleri permettent d'abaisser le taux de mauvais cholestérol sanguin.

L'aubergine emprisonne les lipides dans ses fibres, ralentissant et empêchant en partie leur assimilation.

Consommer la soupe brûle-graisses vous permettra d'éliminer sans effort votre tissu adipeux.

Vertu n° 2 de la soupe : mettre fin à la rétention d'eau

L'asperge contient une substance spécifique, l'aspargine, qui permet à l'organisme d'éliminer l'eau et les toxines.

La vitamine B6 associée à la vitamine C, contenues dans le chou, la tomate et l'ail , la vitamine E, contenue dans l'huile d'olive (vous en consommerez une cuiller à café par jour), le céleri, l'asperge, le chou, l'oignon, le poireau, la tomate, le poivron et le persil, et le sélénium, présent dans l'ail, l'oignon et le chou, permettent d'éliminer la cellulite.

Les vertus diurétiques de tous les légumes contenus dans la soupe brûle-graisses sont efficaces pour lutter contre la rétention d'eau, l'œdème des chevilles, des jambes, des paupières, et faire fondre la cellulite.

L'oignon possède des vertus détoxifiantes et anticholestéroles.

L'eau contenue dans les légumes augmente la diurèse et facilite l'élimination de la cellulite et des toxines.

Les légumes de la soupe brûle-graisses contiennent des substances qui chassent l'eau et la cellulite tout en vous apportant les vitamines nécessaires à votre bien-être et à votre santé.

Les protéines : pour conserver vos muscles et préserver vos organes vitaux

Les légumes de la soupe brûle-graisses vous apportent, comme nous venons de le voir, tous les éléments indispensables pour :

– faire fondre votre tissu adipeux,

– mettre fin à la cellulite et combattre la rétention d'eau.

Peut-être vous dites-vous alors qu'en consommant cette soupe, et uniquement cette soupe, vous allez éliminer rapidement les kilos superflus.

Certes, à ce régime, vous perdrez du poids… beaucoup de poids, mais hélas pas le « vilain » tissu graisseux qui encombre vos cuisses et capitonne votre ventre, mais le « bon » tissu musculaire, la masse maigre, qui constitue vos muscles, vos organes et vos viscères.

En effet, votre organisme a ABSOLUMENT BESOIN d'1 gramme de protéines par jour et par kilo de masse corporelle. Ce qui veut dire que si vous pesez 60 kilos, vous devez absorber chaque jour 60 grammes de protéines. Pourquoi ? Tout simplement parce que les protéines ne peuvent être stockées, et qu'elles doivent donc, de fait, être apportées quotidiennement par l'alimentation.

Faute de quoi votre organisme puisera dans vos tissus nobles (muscles et organes) les protéines dont il aura besoin pour survivre, sans s'attaquer le moins du monde à votre masse grasse.

Est-ce vraiment ce que vous souhaitez ?

Si votre réponse est non, alors vous veillerez à consommer quotidiennement les protéines dont votre corps a besoin. Pour cela, rien de compliqué : il vous suffit de vous laisser guider. Notre programme est conçu pour vous apporter quotidiennement toutes les protéines dont votre corps a besoin. Nous avons sélectionné pour vous les protéines les plus pures et de meilleure qualité, présentes dans des aliments nobles et sains, dépourvus de vilaines graisses : poissons maigres (colin, cabillaud), blanc d'œuf, tofu (fromage de soja), fromage blanc à 0 % de matière grasse.

Vous ferez l'impasse, durant toute la période de votre régime, sur les aliments à la fois riches en protéines et en graisses saturées (vous savez, celles qui se déposent dans la paroi des artères et qui provoquent nombre d'accidents cardio-vasculaires…). Parmi eux, citons les viandes de bœuf, de porc, de mouton, la charcuterie, les abats. Seront ainsi exclus la côte, la culotte, l'échine, le gîte, la langue, la macreuse, le paleron, la palette, le plat de côte et le tendron de bœuf, le jarret, la côtelette, l'échine, le jambon cru ou fumé, le lard, la noix, la palette, le pied, la tête et le travers de porc, ainsi que le mouton et l'agneau. Les protéines sont constituées d'acides aminés. Parmi eux, 8 sont essentiels et doivent être apportés obligatoirement par l'alimentation. La tyrosine ne fait pas partie de ceux-là, mais dans le cadre de notre programme, sa consommation est à privilégier puisqu'elle permet, sous l'action des vitamines C et B6, de se transformer en noradrénaline, un neurotransmetteur dont l'une des propriétés est de modérer la mise en réserve des graisses et de calmer l'appétit.

Il faut savoir que les protéines détiennent des vertus satiétogènes. Elles coupent donc l'appétit (sans mettre l'organisme en danger, comme c'est le cas pour certaines substances circulant sous le manteau), contrairement aux glucides rapides (sucres) qui ouvrent l'appétit en stimulant la sécrétion d'insuline.

Continuer à consommer des protéines d'excellente qualité vous permettra de perdre votre graisse disgracieuse tout en conservant votre capital musculaire et l'intégrité de vos organes et viscères.

Les suppléments alimentaires : pour un regain de vitalité et éviter les carences

La course à la minceur nous fait adopter, de plus en plus, une ration calorique quotidienne peu élevée. De plus, nous consommons trop de plats tout préparés, trop riches en graisses et en sucres rapides, et pauvres en vitamines, sels minéraux et oligo-éléments.

Résultat, nous sommes fatigués douze mois sur douze, notre peau et nos cheveux sont ternes, nous manquons de tonus et de vitalité.

Le but de notre programme n'est pas de vous affaiblir davantage : au contraire, non seulement vous vous débarrasserez de votre tissu adipeux, mais aussi vous hériterez d'un regain d'énergie, comme vous n'en avez pas connu depuis longtemps !

Les micronutriments naturels contenus dans la soupe brûle-graisses vous permettront de faire face à la plupart de vos besoins quotidiens. Les suppléments alimentaires que nous vous conseillons de prendre vous aideront à faire face au stress que peut provoquer une changement radical d'alimentation (même si celle-ci est parfaitement saine et équilibrée), de combler certaines carences que vous ne soupçonnez même pas, et d'apporter à votre corps, au quotidien, les précieuses substances dont il a besoin et qui sont présentes dans certains aliments momentanément exclus.

Même s'il faut plusieurs mois pour développer une carence, il nous a paru plus prudent de prévenir tout manquement. De plus, les micronutriments apportés par les suppléments alimentaires vont vous redonner « votre pêche d'antan ».

Parmi eux, certains, que nous avons cités plus haut, sont reconnus pour favoriser la perte de poids, entres autres, la vitamine B6, la vitamine C, le chrome, le nickel, le cobalt, le manganèse et le zinc.

Certains suppléments alimentaires (vitamines A, C, E, sélénium, zinc…) ont également des vertus antioxydantes. Ils s'opposent à l'action des radicaux libres, ces molécules devenues « folles » qui détruisent les tissus de l'organisme et accélèrent le processus de vieillissement. Ils exercent également une action positive sur l'immunité. Quitte à vous faire perdre du poids, nous avons choisi de le faire en beauté... et de vous aider à préserver votre précieux capital jeunesse.

Les suppléments alimentaires comblent les carences déjà anciennes, évitent l'apparition de nouvelles carences, combattent le stress, favorisent l'amincissement et ralentissent le processus de vieillissement.

2 ■ La recette de la soupe brûle-graisses

La recette miracle

La soupe brûle-graisses est élaborée à partir de nos bons vieux légumes du potager. Vous pouvez la faire à partir de légumes achetés en grande surface ou chez votre marchand de primeurs. Ces denrées étant généralement traitées avec des herbicides et des pesticides, nous vous conseillons de les laver soigneusement avant de les éplucher.

Vous pouvez également préparer votre soupe à partir de produits issus de l'agriculture biologique, que vous vous procurerez dans les boutiques bio de votre quartier.

Enfin, si vous n'avez pas le temps d'acheter chaque jour des produits frais, rien ne s'oppose à ce que vous utilisiez des légumes surgelés. Ainsi conservées, ces denrées gardent la plus grande partie de leurs propriétés nutritives et de leurs principes actifs, mais également leurs vitamines, leurs sels minéraux, leurs oligo-éléments et leurs antioxydants, toutes ces substances qui vont vous permettre, tout naturellement, de perdre votre graisse superflue et de retrouver votre tonus.

Lavez et pelez les légumes. Ecrasez l'ail, hachez l'oignon grossièrement. Découpez les poireaux dont vous aurez gardé un peu de vert en tronçons, le petit chou vert en cubes, les tomates en dés, ciselez les feuilles de céleri, épépinez les poivrons et découpez-les en dés, coupez les aubergines en rondelles que vous recouperez en quatre morceaux, détaillez la partie comestible des asperges en bâtonnets.

Placez le tout dans une grande cocotte. Recouvrez d'eau, salez, poivrez, rajoutez la branche de thym, les feuilles de laurier, et faites cuire une heure environ.

En fin de cuisson, enlevez la branche de thym et les feuilles de laurier, saupoudrez de persil haché, et consommez à volonté.

A savoir

La soupe brûle-graisses ne doit pas être mixée ni moulinée pour conserver intactes les vertus coupe-faim des fibres contenues dans les morceaux de légumes.

Recette

Préparation : 15 minutes.

Cuisson : 1 heure environ, pour les légumes *al dente*.

Ingrédients pour 3 litres de soupe environ :

4 gousses d'ail,

2 oignons,

4 poireaux,

1 petit chou vert,

2 tomates,

2 branches de céleri,

2 poivrons rouges ou verts,

2 aubergines,

3 asperges,

3 litres d'eau,

1 branche de thym (pour chasser les gaz et pour son action diurétique),

1 branche de persil (pour ses vertus diurétiques et modératrices de l'appétit),

3 feuilles de laurier (pour faciliter la digestion),

poivre (pour ses vertus tonifiantes),

1 pincée de sel (pour la bonne répartition de l'eau dans l'organisme).

Les vertus amincissantes et la « vitalité » des légumes contenus dans soupe (ail, oignon, poireau, chou, céleri, tomate...)

L'ail

L'ail nous vient d'Asie centrale. Dans l'Antiquité, il était très apprécié des Egyptiens qui lui avaient reconnu des vertus tonifiantes et protectrices contre la maladie.

L'allicine est une substance spécifique contenue dans l'ail. C'est elle qui lui donne cette saveur caractéristique. Quand l'ail est cuit ou écrasé, l'allicine se transforme en ajoène, aux vertus anticoagulantes. L'ail est en effet réputé pour faire baisser le taux de graisses dans le sang (cholestérol, triglycérides), pour contrarier l'agrégation plaquettaire, pour lutter contre l'athérosclérose en fluidifiant le sang et en augmentant le taux de cholestérol HDL (bon cholestérol).

Une autre substance contenue dans l'ail, l'adénosine, détient également des propriétés anticoagulantes.

L'ail, en agissant sur la dilatation des vaisseaux, détient un effet hypotenseur et améliore la circulation sanguine. On lui prête également des vertus aphrodisiaques. Il serait, en outre, l'ami de la fertilité masculine.

L'ail détient également des propriétés diurétiques et détoxifiantes : sa consommation permet d'éliminer les déchets accumulés dans l'organisme et de purifier le sang.

De récentes études auraient mis en évidence le fait que la consommation régulière d'ail empêcherait l'apparition de certains cancers.

L'ail est riche en vitamines A, B1, B6, B8, C, très riche en calcium, en fer, en soufre. Il contient aussi du magnésium, du phosphore, du potassium, du sélénium et du zinc. Il détient des propriétés calmantes sur l'intestin et est utilisé pour combattre les diarrhées. Il atténue la formation de gaz et les flatulences, stimule la sécrétion biliaire et favorise l'écoulement de la bile dans le duodénum.

Les anciens concoctaient des remèdes à base de teinture d'ail pour combattre l'hypertension et stimuler le muscle cardiaque et

Comment l'ail contenu dans la soupe brûle-graisses va vous faire perdre vos kilos superflus :

– action diurétique,

– action hypocholestérolémiante (l'ail fait baisser le taux de cholestérol LDL, le « mauvais cholestérol »),

– action énergisante,

– action reminéralisante,

– action antioxydante,

– élimination directe et systématique d'une partie des sucres et des graisses (effet « fibres »).

l'activité respiratoire. On l'utilisait également pour soigner les bronchites, la tuberculose, les inflammations arthritiques et rhumatismales.

L'ail est couramment prescrit par les phytothérapeutes pour faire baisser le taux de mauvais cholestérol sanguin, pour prévenir l'athérosclérose et pour combattre l'hypertension artérielle.

Pour vous débarrasser de la mauvaise haleine que provoque la consommation d'ail, nous vous conseillons de croquer, après le repas, un peu de persil, un grain de café ou quelques graines d'anis.

Calories/100 g : 135,
1 gousse : 4 calories,
1 tête d'ail : 40 calories.

L'oignon

Bien avant l'ère chrétienne, les Egyptiens vouaient un culte à l'oignon en raison de ses nombreuses propriétés thérapeutiques. Il était notamment utilisé pour combattre les maladies des reins et de la vessie.

De nos jours, on accorde à l'oignon des propriétés diurétiques, détoxifiantes, antibiotiques, anti-inflammatoires, anti-infectieuses, bactéricides, cardiotoniques, hypoglycémiantes et vasodilatatrices.

Très efficace pour éliminer l'œdème des jambes et du visage et pour drainer les toxines hors de l'organisme, il est également préconisé pour lutter contre l'albuminurie, l'uricémie, l'hypertrophie prostatique, pour combattre les maladies de l'appareil urinaire et les infections intestinales aiguës, et pour stimuler le travail du foie.

Consommé cru, l'oignon augmente la sécrétion de la bile, diminue le taux de mauvais cholestérol sanguin et d'urée, et fluidifie le sang.

L'oignon contient les vitamines B1, B2, C et E, du calcium, du sodium, du potassium, du soufre, du fluor et du sélénium.

On l'utilisait jadis pour soigner les bronchites, les angines, les infections intestinales et les rhumatismes. Pour soigner les furoncles, les phlegmons, les brûlures et les panaris, on appliquait un cataplasme à base d'oignon.

Aujourd'hui, on consomme toujours des oignons cuits au four ou à la braise pour améliorer le transit intestinal et lutter contre la constipation.

L'oignon est l'ami des organismes fatigués, on lui prête des vertus stimulantes et tonifiantes.

Pour purifier un organisme encombré de déchets, on préconise la consommation de purée d'oignons.

Les oignons contenus dans la soupe brûle-graisses vous aideront à chasser les déchets, à mettre fin à la rétention d'eau et à combattre la cellulite.

Calories/100 g : 34.

Comment l'oignon contenu dans la soupe brûle-graisses va vous faire perdre vos kilos superflus :

– action diurétique,
– action détoxifiante,
– action purifiante,
– chasse l'eau,
– combat la cellulite,
– action hypoglycémiante,
– action antioxydante,
– action énergisante,
– élimination directe et systématique d'une partie des sucres et des graisses (effet « fibres »).

Le poireau

On pourrait appeler le poireau « le légume anti-eau » tant ses propriétés diurétiques sont importantes. La consommation de poireaux, sous quelque forme que ce soit (soupe, bouillon, gratin, à la vapeur, braisé…), combat l'œdème, améliore la diurèse, chasse les toxines, élimine la cellulite.

Qui n'a jamais fait une cure de bouillon de poireaux, au lendemain d'une journée d'agapes, pour éliminer les déchets et recouvrer vitalité et bonne humeur ?

Pendant votre cure minceur, vous pourrez consommer à volonté, quelle que soit l'heure, un bol de bouillon de poireaux, ainsi vous augmenterez la diurèse et éliminerez d'un coup toxines et déchets ! Votre organisme vous en sera reconnaissant.

Le poireau détient également des vertus tonifiantes et énergisantes. Il est l'ami des organismes fatigués, surmenés, encombrés de déchets. Les sportifs le savent bien : le poireau permet de lutter contre les courbatures après l'effort musculaire.

Il a également fait ses preuves pour soigner les bronchites et les extinctions de voix et pour combattre la constipation.

Ce légume minceur est riche en fer, en calcium, en vitamines A et C. Il contient aussi, comme l'ail, du sulfate d'allicine, aux vertus antithrombotiques.

Pour préparer votre soupe brûle-graisses, vous ne vous contenterez pas de garder les blancs de poireaux, mais également une partie des feuilles vertes, riches en fibres et en lutéine, un caroténoïde à l'action antioxydante, protecteur des yeux et du cœur, et puissant stimulant du système immunitaire.

Calories/100 g : 42.

Comment les poireaux contenus dans la soupe brûle-graisses vont vous faire perdre vos kilos superflus :

– action diurétique,
– action détoxifiante,
– action purifiante,
– combat la cellulite,
– action antioxydante,
– action énergisante,
– élimination directe et systématique d'une partie des sucres et des graisses (effet « fibres »).

Le chou vert

Déjà du temps d'Hippocrate, on accordait de puissantes vertus au chou, notamment pour combattre la dysenterie ou les coliques.

Le chou, légume de la famille des crucifères, revient aujourd'hui sur le devant de la scène en matière de diététique.

Comme tous les légumes à feuilles vert sombre, il contient de la lutéine et des indoles, deux puissants antioxydants, s'opposant à l'action des radicaux libres et qui auraient la capacité de lutter contre l'apparition de certains cancers, notamment le cancer du côlon.

Le chou constitue une source de vitamines et de sels minéraux : bêtacarotène, vitamines B1, B2, B6, B9, C en grande quantité, E, soufre, calcium, fer, phosphore, potassium, magnésium, chrome, cobalt, manganèse et zinc.

Les fibres alimentaires contenues dans le chou, associées à la vitamine C, au magnésium, au chrome, au cobalt, au manganèse et au zinc en font un aliment qui stimule l'amincissement.

Tous ces éléments agissent en synergie pour potentialiser l'amincissement et combattre la rétention d'eau.

C'est pourquoi le chou se doit de figurer en bonne place dans la recette de la soupe brûle-graisses.

D'autre part, la consommation de chou est conseillée aux personnes sujettes à l'acné, aux rhumatismes, à la toux, à l'enrouement, à la bronchite. Il exerce une action bénéfique sur la digestion et détient des vertus antalgiques. Il préviendrait également l'apparition d'ulcères de l'estomac.

Autrefois, on appliquait des feuilles de chou en cataplasmes pour soigner les ulcères variqueux. Ce cataplasme était également préconisé pour soulager les douleurs intercostales, les rhumatismes et les coliques.

Calories/100 g : 28.

Comment le chou contenu dans la soupe brûle-graisses va vous faire perdre vos kilos superflus :

– régulation du métabolisme du sucre et des graisses,

– lutte contre la rétention d'eau,

– modérateur d'appétit,

– diminue la mise en réserve des graisses,

– action antioxydante,

– élimination directe et systématique d'une partie des sucres et des graisses (effet « fibres »).

La tomate

Originaire d'Amérique du Sud, la tomate fut importée en Europe vers le début du XVIe siècle.

Ce fruit rouge, peu calorique, est dégusté comme un légume, cru ou cuit. On en fait également des jus bourrés de vitamines et pauvres en calories. Délicatement aromatisé de sel au céleri, le jus de tomates est particulièrement rafraîchissant. Il détient également des vertus diurétiques, laxatives et antihémorroïdaires.

Le concentré de tomates garde intact toutes les propriétés de la tomate. Mieux, certaines de ses substances seraient plus actives lorsqu'elles sont cuites.

La tomate possède des vertus laxatives, digestives et diurétiques. Elle contient beaucoup de lycopène, un caroténoïde puissant, et du carotène, transformé en vitamine A par l'organisme. La tomate est ainsi l'amie de la peau et des muqueuses. Des gélules visant à protéger la peau et à parfaire le bronzage sont d'ailleurs élaborées à base de lycopène. Ses vertus antioxydantes sont bien connues des personnes soucieuses de leur bien-être et de leur santé. Le lycopène détient également des propriétés protectrices du système digestif. Il a aussi la propriété de stimuler les défenses immunitaires et permettrait de prévenir l'apparition de certains cancers, notamment le cancer du pancréas. La tomate recèle aussi des vitamines B1, B2 et C en quantité non négligeable, ce qui lui confère des propriétés anticellulite et anticancer.

Calories/100 g : 20.

Comment la tomate contenue dans la soupe brûle-graisses va vous faire perdre vos kilos superflus :

– action diurétique,

– action laxative,

– action digestive,

– action antivieillissement,

– action anticellulite,

– élimination directe et systématique d'une partie des sucres et des graisses (effet « fibres »).

Le céleri branche

Le céleri, connu depuis l'Antiquité, existe sous deux espèces : le céleri rave, dont on consomme la racine en purée ou râpée (céleri rémoulade), et le céleri branche, dont on savoure les jeunes branches en salade ou braisées, et les feuilles, en accompagnement ou pour parfumer les potages. C'est sous cette seconde forme que le céleri entre dans la composition de notre soupe brûle-graisses.

Autrefois utilisé comme condiment, il fut rapidement dégusté comme légume.

Le céleri est réputé pour ses propriétés diurétiques, désaltérantes, digestives, laxatives, antifatigue et reminéralisantes. Autant de bonnes raisons pour entrer dans la composition de notre soupe brûle-graisses !

Le céleri est, en effet, l'ami de toutes celles qui souffrent d'œdèmes, de gonflements, de rétention d'eau. Il aide l'organisme à se débarrasser de ses toxines et de ses déchets. Les phytothérapeutes le recommandent aux personnes souffrant d'une mauvaise élimination rénale, mais également à celles qui présentent un taux de mauvais cholestérol élevé, car il aurait le pouvoir de le normaliser.

Le céleri branche contient du bêtacarotène, les vitamines C et E, du potassium, du calcium, du phosphore, un peu de fer et de magnésium. Il a également la réputation d'être un excellent aphrodisiaque…

Calories/100 g : 10.

Comment le céleri contenu dans la soupe minceur va vous faire perdre vos kilos superflus,

– action anticellulite,

– action antirétention d'eau,

– diminution de la mise en réserve des graisses,

– modérateur d'appétit,

– action détoxifiante,

– fait baisser le taux de mauvais cholestérol,

– élimination directe et systématique d'une partie des sucres et des graisses (effet « fibres »).

Le poivron rouge ou vert

Originaire d'Amérique centrale, il a été introduit en Europe par les Espagnols. Le poivron rouge est plus cher, mais aussi plus riche en bêtacarotène. Poivrons rouges, verts et jaunes détiennent des propriétés diurétiques, tonifiantes et antiinfectieuses.

Le poivron vert et le poivron rouge constituent un seul et même légume. Le premier est cueilli avant maturation, le second quand il est bien mûr.

Le poivron est l'un des légumes fétiches de la cuisine méditerranéenne. Il peut se manger cru, en salade ou farci, ou cuit, mêlé à d'autres légumes (champignons, courgettes, aubergines, tomates…). Il constitue l'un des aliments de base du fameux chili con carne, un plat remarquablement équilibré.

Le poivron contient, nous l'avons vu, du bêtacarotène (surtout le poivron rouge), un antioxydant, des vitamines C et E, du potassium, un peu de calcium, de magnésium et de fer.

Les personnes à la digestion difficile veilleront à le peler avant consommation afin d'éviter les troubles gastriques.

Le piment est un cousin du poivron. Il est réputé pour ses vertus anticoagulantes et antalgiques. Séché au soleil puis réduit en poudre, le piment doux constitue le paprika, aromate d'origine hongroise relevant avec subtilité les plats de viande et de poisson, tel le goulasch, le risotto, les ragoûts, les sauces à la tomate accompagnant les crustacés…

Calories/100 g : 22.

Comment le poivron contenu dans la soupe minceur va vous faire perdre vos kilos superflus :

– diminution de la mise en réserve des graisses,

– modérateur d'appétit,

– élimination directe et systématique d'une partie des sucres et des graisses (effet « fibres »),

– action antifatigue,

– action reminéralisante,

– action légèrement laxative.

L'aubergine

Originaire de l'Inde, ce légume à la peau violacée, aux formes rondes et douces, s'est répandu en Afrique du Nord avant de gagner l'Europe au Moyen Age. Aujourd'hui cultivée dans le sud de la France, on la consomme toute l'année, même si la véritable « saison de l'aubergine » court d'avril à septembre.

Si l'on consomme surtout la violette de Toulouse, au ventre enflé, on trouve aussi la Barbentane, moins arrondie, ou encore la ronde de Valence et la bonica, toutes deux de forme sphérique.

La vertu essentielle de l'aubergine est sa capacité à intercepter les graisses absorbées au cours du repas et de les capturer dans ses fibres, freinant et atténuant ainsi le passage des lipides dans le sang. Voilà une bonne nouvelle pour celles qui souhaitent bénéficier de toutes les vertus minceur de la soupe brûle-graisses !

De la même manière, elle détient la capacité de se gonfler de graisses au cours de la cuisson. C'est pourquoi vous veillerez à la cuisiner sans trop de matières grasses, et pas n'importe lesquelles : l'huile d'olive et de colza, riches en bons acides gras mono-insaturés, faisant baisser le taux de mauvais cholestérol sans modifier le bon, sont à préconiser.

Riche en fibres alimentaires, l'aubergine est également une source de bêtacarotène, de vitamines du groupe B (notamment la vitamine B9), de vitamine C en petite quantité, de potassium, de magnésium et de calcium.

Calories/100 g : 19.

Comment l'aubergine contenue dans la soupe minceur va vous faire perdre vos kilos superflus :

– capacité à se gorger de graisses,

– retarde l'absorption des sucres,

– élimination directe et systématique d'une partie des sucres et des graisses (effet « fibres »),

– diminution de la mise en réserve des graisses,

– action diurétique,

– action légèrement laxative,

– ction reminéralisante,

– modérateur d'appétit.

L'asperge

Depuis la plus haute Antiquité, on consomme l'asperge pour sa saveur délicate. Jusqu'au XIXe siècle, elle est restée le plat des populations favorisées.

L'asperge est récoltée au printemps en Europe centrale et méridionale, ainsi qu'en Asie occidentale. Douée de nombreuses propriétés minceur, l'asperge se doit de figurer dans notre soupe brûle-graisses.

Ce légume raffiné existe sous trois formes principales : la blanche, très tendre, la violette, raffinée, recélant du bêtacarotène et de la vitamine C, et la verte, plus commune, riche en vitamines du groupe B.

Riche en fibres alimentaires, elle permet de calmer rapidement la faim pour un apport calorique négligeable… si on la consomme nature, et non à la crème !

L'asperge contient également de la vitamine E, du chrome, du manganèse, du cobalt, du zinc, du phosphore, du potassium, un peu de calcium, de fer et de magnésium, ainsi qu'une substance spécifique, l'asparagine, lui accordant des propriétés diurétiques.

Consommer des asperges vous permettra d'éliminer l'eau qui encombre votre organisme, de mettre fin à l'œdème des jambes et du visage, d'atténuer le syndrome prémenstruel, de drainer les déchets hors de l'organisme… et de vous affiner en beauté !

Autrefois, on préparait des décoctions à base de rhizomes et de racines d'asperges afin d'augmenter la diurèse. Aujourd'hui, si on n'a plus le temps de se concocter ces

« remèdes de grand-mère », on peut bénéficier de tous les effets magiques de l'asperge, combinés avec ceux des autres légumes, en consommant à volonté notre délicieuse soupe brûle-graisses ! Alors… ne vous en privez pas.

Calories/100 g : 26.

Comment l'asperge contenue dans la soupe minceur va vous faire perdre vos kilos superflus :

– régulation du métabolisme des sucres et des graisses,

– action diurétique,

– lutte contre la rétention d'eau,

– chasse les toxines,

– modérateur d'appétit,

élimination directe et systématique d'une partie des sucres et des graisses (effet « fibres »).

Les autres ingrédients

Le thym

Petit arbuste de la famille des labiées odoriférantes, le thym possède dans ses arômes entêtants et délicats tout le charme du Midi. On l'utilise en effet comme condiment pour parfumer les plats gorgés de soleil et de vitamines. Il est à la base de cette préparation riche en saveurs du Sud, bien connue des cordons bleus, que l'on appelle les herbes de Provence.

Outre ses propriétés aromatiques, le thym possède également des vertus médicinales. Il entre dans la composition de nombreux médicaments allopathiques (« médecine classique »), mais on l'utilise aussi en phytothérapie et en aromathérapie (cette dernière pouvant se définir comme une médecine naturelle qui soigne par les huiles et essences essentielles). Le thym exerce en effet une action stimulante au niveau de la synthèse de la bile et une action régulatrice des intestins. Il a également des propriétés antispasmodiques et diurétiques, mais il est surtout connu pour ses fonctions expectorantes.

Sa richesse en chrome, en cobalt, en manganèse et en zinc lui accorde des vertus régulatrices du métabolisme des sucres et des graisses, et lui permet de combattre la rétention d'eau.

Comment le thym contenu dans la soupe minceur va vous faire perdre vos kilos superflus :

– régulation du métabolisme du sucre et des graisses,

– lutte contre la rétention d'eau,

– action tonifiante,

– action digestive,

– lutte contre les ballonnements, l'aérophagie.

Le persil

Plante herbacée de la famille des ombellifères, aux feuilles vert foncé, le persil est l'une des plantes aromatiques les plus utilisées, tant pour ses propriétés décoratives que pour ses valeurs intrinsèques.

En effet, le persil est un concentré de bienfaits : il contient en grande quantité du bêtacarotène, des vitamines du groupe B (notamment de la vitamine B9), de la vitamine C et de la vitamine E. Mais il est également riche en sels minéraux puisqu'il abonde en calcium, en soufre, en potassium, en fer et en magnésium.

Dans le cadre de notre programme minceur, le persil sera utilisé pour ses vertus diurétiques, dépuratives, détoxicantes et modératrices de l'appétit.

Il faut savoir que le persil est également un concentré d'antioxydants, qui le rend précieux pour retarder les effets du vieillissement.

Sa richesse en fibres alimentaires augmente l'effet satiétogène de la soupe brûle-graisses, déjà riche en fibres par les légumes qu'elle contient.

Comment le persil contenu dans la soupe minceur va vous faire perdre vos kilos superflus,

– action diurétique,
– action dépurative,
– action détoxifiante,
– modérateur de l'appétit,
– diminution de la mise en réserve des graisses,
– action stimulante,
– anticellulite.

Le laurier

Arbuste d'ornement poussant essentiellement dans les régions méditerranéennes, le laurier est apprécié pour ses feuilles d'un vert sombre et luisant, qui aromatisent tout en finesse les plats d'inspiration méridionale.

Si ses baies sont utilisées en médecine, ses feuilles sont utilisées en phyto-thérapie et en aromathérapie pour leurs vertus anti-rhumatismales, anti-ulcères, antalgiques, et antispasmodiques.

Ce sont les vertus diurétiques et digestives du laurier qui ont retenu notre attention et qui lui ont permis d'entrer dans la composition de notre soupe brûle-graisses.

Comment le laurier contenu dans la soupe minceur va vous faire perdre vos kilos superflus :

– action diurétique,

– action digestive.

Le poivre

Fruit du poivrier, un arbuste grimpant, le poivre peut être noir, blanc ou rose, selon sa maturité au moment de la cueillette.

Le poivre détient des vertus antifatigue, antidouleur, digestives et stimulantes. Il est également un excellent antiseptique urinaire et améliore certaines maladies de la peau.

Riche en chrome, en cobalt, en manganèse et en zinc, tout comme le chou, l'asperge et le thym, il permet de soulager l'œdème et de réguler le métabolisme des graisses et des sucres.

Sa saveur piquante relèvera une soupe un peu fade, mais attention à ne pas en abuser : l'excès de poivre est en effet déconseillé aux personnes sujettes aux troubles hépatiques et aux hémorroïdes.

Comment le poivre contenu dans la soupe minceur va vous faire perdre vos kilos superflus :

– régulation du métabolisme du sucre et des graisses,

– lutte contre la rétention d'eau,

– action tonifiante, antifatigue, améliore la digestion.

3 ■ Les catalyseurs de la soupe brûle-graisses

L'eau

Boire tout au long de la journée vous aidera à perdre du poids tout en évacuant les déchets qui encombrent votre organisme. Savez-vous que ce dernier est constitué à 60 % d'eau.En période de régime comme en temps normal, vous veillerez à boire tous les jours environ 1,5 litre d'eau pour maintenir une bonne hydratation de votre corps et pour éliminer les toxines.

Si l'on peut survivre au jeûne, il est difficile de vivre plus de 4 jours sans boire. Chaque jour, nous perdons environ 0,5 à 1 litre d'eau par le biais des phénomènes de transpiration et de perspiration (l'ensemble des échanges respiratoires qui se font par la peau). La chaleur, l'activité physique augmentent cette perte hydrique. On considère qu'un sportif peut perdre 10 litres d'eau en exerçant une activité physique intense par temps chaud. Comptons également l'eau éliminée dans les selles et par la respiration.

Environ 40 % de l'eau indispensable à l'organisme sont apportés par l'alimentation, tandis que 60 % doivent l'être par l'absorption de liquides : vous privilégierez l'eau, le thé vert, les tisanes, le bouillon de légumes ; les jus de fruits, le lait et le café sont à consommer avec modération.

Dans le cadre de notre régime soupe, vous veillerez à boire 1,5 à 2 litres d'eau par jour. Vous pourrez ainsi mieux éliminer les toxines qui encombrent votre organisme et maintenir une parfaite hydratation de votre corps.

Il faut savoir que le fait de ne pas boire suffisamment (moins de 0,5 l à 1 litre par jour) entrave le phénomène d'élimination des déchets par les reins, notamment de l'urée et de l'acide urique.

Vous aurez le choix entre trois grandes catégories d'eau :

– l'eau du robinet. Sa teneur en sels minéraux, en oligo-éléments et en nitrates varie selon la région. Pour être reconnue potable, elle doit répondre à de nombreux critères et est l'objet de contrôles permanents. En outre, elle est très économique ;

– l'eau de source. Elle doit être potable naturellement, sans subir aucun traitement. Mise en bouteille à la source, elle est l'objet de contrôles réguliers. Elle ne peut se vanter de vertus thérapeutiques. Seule la mention « Convient pour le coupage des biberons » est autorisée sur l'étiquette ;

– l'eau minérale. En France, l'eau minérale est en vente libre. Contrairement à l'eau de source, elle bénéficie de vertus thérapeutiques reconnues par l'Académie de médecine. Sa teneur en minéraux doit être stable tout au long de l'année.

Les eaux très minéralisées ne sont pas en vente. Leur usage est réservé aux soins thermaux.

Dans le cadre de notre régime soupe, nous vous conseillons de consommer de l'eau minérale riche en sels minéraux et en oligo-éléments.

La Contrex et l'Hépar sont particulièrement recommandées pour accompagner un régime amincissant. Leur richesse en magnésium, un élément réputé pour modérer l'appétit et reconnu comme sédatif du système nerveux, en fait vos plus sûres alliées.

En revanche, vous éviterez pendant la période de votre régime de vous désaltérer d'eau de Vichy (Vichy Célestins, Vichy Saint-Yorre), trop riche en sodium.

Si le sel, absorbé en petite quantité, sert la bonne répartition de l'eau dans l'organisme, il peut, pris en excès, favoriser la rétention d'eau.

Conseil

Pour pallier la monotonie et booster votre amincissement, nous vous conseillons d'alterner tout au long de la journée grand verre d'eau et bol de bouillon de poireaux, aux vertus diurétiques, chargé de sels minéraux et d'oligo-éléments.

Le thé vert : brûleur de graisses et antioxydant

Le thé noir et le thé vert, appelé aussi thé vierge, sont issus d'un seul et même arbuste, le théier ou Camellia sinensis, originaire de l'Inde. La seule différence est que le premier a subi une fermentation, tandis que le second est obtenu après séchage rapide de ses feuilles.

Même si le thé noir détient certaines vertus du thé vert, ce dernier est à privilégier car il constitue un concentré de bienfaits.

Sa vertu principale, en ce qui nous intéresse, est sa faculté à favoriser l'amincissement. La caféine qu'il contient permet en effet de faciliter l'évacuation des graisses hors des cellules graisseuses, par stimulation enzymatique, coopérant ainsi à la destruction des tissus adipeux.

Les polyphénols que contient le thé vert empêchent une partie des glucides et des lipides d'être assimilée, réduisant ainsi la valeur calorique de la nourriture absorbée ; d'autre part, ils autorisent une libération progressive de la caféine, interdisant ainsi les phénomènes d'énervement que peut induire la consommation de caféine.

Le thé vert possède également des vertus tonifiantes et stimulantes ainsi que de larges propriétés diurétiques. On lui accorde de faire baisser le taux de cholestérol sanguin, d'exercer une action antioxydante grâce aux flavonoïdes et aux tanins qu'il contient, et de lutter contre l'apparition et le développement de certains types de cancer.

Si vous n'aimez pas le thé ou si, pour des raisons pratiques, vous ne pouvez vous concocter vos deux tasses de thé par jour, nous vous conseillons de vous procurer des gélules de thé vert (thé vierge) type **Elusanes®** ou **Arkogélules®**.

La posologie habituellement conseillée est d'une gélule matin, midi et soir, à avaler avec un grand verre d'eau au moment des repas.

Comment le thé vert va vous aider à perdre du poids :

– évacuation des graisses hors des cellules graisseuses ;

– diminution de l'assimilation des sucres et des graisses ;

– ction diurétique ;

– action hypocholestérolémiante ;

– action tonifiante, antifatigue.

L'ananas : pour éradiquer la cellulite

Contrairement aux idées reçues, le fait de vous « gaver » d'ananas frais ne vous fera pas perdre un gramme.

En effet, la bromélaïne, cette substance magique qui permet au corps d'éliminer l'eau en excès, est essentiellement contenue dans la tige de ce fruit tropical.

C'est pourquoi il vous faudra investir dans des gélules de poudre de tige d'ananas, vendues dans certaines grandes surfaces, en parapharmacie et dans les pharmacies.

La posologie conseillée est de 3 gélules par jour, à prendre entre les repas avec un grand verre d'eau.

La bromélaïne a également la propriété de scinder les grosses protéines, facilitant ainsi leur digestion et leur assimilation. Elle diminue l'œdème, qu'il soit local ou général, empêche la survenue du pic glycémique qui suit l'absorption de sucres rapides et qui induit une sécrétion importante d'insuline, hormone favorisant la mise en réserve des sucres sous forme de tissu adipeux et stimulant l'appétit.

Elle aide à la résorption de la cellulite en permettant aux protéines en excès dans les tissus infiltrés de se transformer en acides aminés que le corps peut aisément éliminer.

Comment les gélules d'ananas vont vous aider à perdre du poids :

– action anti-œdème ;

– lutte contre la rétention d'eau ;

– meilleure digestion et assimilation des protéines ;

– s'oppose à la mise en réserve des sucres sous forme de tissu adipeux ;

– action anticellulite.

La queue de cerise : pour drainer les déchets et lutter contre la rétention d'eau

La queue de cerise ou, pour être plus précis, le pédoncule de la griotte (« cerise rouge ») est utilisée depuis la nuit des temps pour stimuler l'élimination rénale. Deux substances spécifiques sont responsables de ce miracle : les flavonoïdes et les sels de potassium contenus en grande quantité dans cette plante que l'on peut qualifier d'« anti-eau ».

Il s'agit en effet d'un puissant diurétique et d'un dépuratif efficace. Les substances qu'elle contient permettent de drainer déchets et toxines hors de l'organisme. Sa consommation régulière aide à soulager l'œdème et à lutter contre l'insuffisance rénale légère.

Plante sans effets secondaires, elle peut être préparée sous forme de décoction (demandez conseil à votre pharmacien) ou, si vous n'aimez pas trop les tisanes, en gélules de poudre (en vente en grande surface, parapharmacie et pharmacie), à raison de 2 gélules le matin et 2 gélules le midi, au moment des repas, avec un grand verre d'eau.

Comment la queue de cerise, en décoction ou en gélules, va vous aider à perdre du poids :

- **stimulation de l'élimination rénale ;**
- **action diurétique ;**
- **action dépurative ;**
- **lutte contre l'œdème ;**
- **combat l'insuffisance rénale légère.**

Les complexes multivitaminés : pour éviter les carences

Nous l'avons vu, notre alimentation est de plus en plus déséquilibrée et carencée, que ce soit en temps normal ou en période de régime amincissant :

– en temps normal, nous absorbons une nourriture généralement trop riche en graisses saturées et en sucres rapides, et pauvre en micronutriments (vitamines, sels minéraux, oligo-éléments, antioxydants),

– en période de régime, nous faisons l'impasse sur certains aliments caloriques mais riches en micronutriments.

Autant dire que c'est la plupart du temps que nous courons le risque de nous exposer à des carences.

Pour maigrir en forme et en beauté, et pour être sûre de ne manquer de rien, nous vous conseillons d'ajouter à votre programme minceur cette « cerise sur le gâteau » que constitue l'apport d'un complexe multivitamine/sels minéraux, c'est-à-dire ce qu'il y a de mieux pour que votre corps, chouchouté, aminci, détoxifié puisse vivre sa métamorphose sans traumatismes ni manquements.

Il existe une multitude de complexes associant vitamines et sels minéraux. Nous en citerons, pour exemple, quelques-uns qui nous ont paru particulièrement complets.

– **AZINC Complexe®** contient du bêtacarotène, des vitamines B1, B2, B5, B6, B8, B9,

B12, C, E, PP, du calcium, du cuivre, du chrome, du fer, du magnésium, du manganèse, du phosphore, du sélénium, du zinc. Il contient de la vitamine PP, mais pas de vitamine D.

– **Azedavit®** contient les vitamines A, B1, B2, B3, B5, B6, B8, B9, B12, C, D, E, du calcium, du cuivre, du fer, de l'iode, du magnésium et du manganèse ; il est donc assez complet.

– **Quotivit OE®** est un complexe associant les vitamines A, B1, B2, B3, B5, B6, B9, C, D, E, du cuivre, du fer, du magnésium et du manganèse. Contrairement à l'Azedavit, il ne contient ni vitamines B8 et B12, ni calcium, ni iode, mais il contient du zinc.

– **Supradyne®** est constitué des vitamines A, B1, B2, B3, B5, B6, B8, B12, C, D, E, du calcium, du cuivre, du fer, du magnésium, du zinc et du manganèse en assez bonne quantité ; il ne contient pas d'iode, mais il recèle du bore, du cobalt, et du molybdène.

– **Synergyl®** contient les vitamines A, B1, B2, B3, B5, B6, B9, B12, C, D, E, du cuivre, du fer, de l'iode, et du manganèse, du molybdène et du zinc, mais pas de vitamine B9, de magnésium ni de calcium.

Automédication : à manipuler avec précaution

Nous nous contentons ici de vous donner quelques indications qui ne remplaceront, en aucun cas, un avis et une prescription médicale.

Attention aux excès de vitamine A, dont vous devez éviter la prise continue sans avis médical. Les surdoses de vitamine A (15 000 E-R/jour) provoquent des maux de tête, irritabilité et nausées, des troubles hépatiques ou cutanés graves et des malformations du fœtus (en cas de dose supérieure à 3 500 E-R/jour) chez la femme enceinte.

L'excès de vitamine D (plus de 2 000 UI/jour, soit 50 mcg) entraîne des troubles tels que fatigue, maux de tête, troubles digestifs, mais surtout risque de précipitation calcique dans les reins, les articulations, le cœur, les vaisseaux et risque de déminéralisation osseuse.

La vitamine E est à consommer avec prudence en cas de traitement anticoagulant.

Les vitamines B9 et B12 sont à éviter en cas de cancer.

– **Vivamyne®** est une association de vitamines A, B1, B2, B3, B5, B6, B8, B9, B12, C, D, E, du calcium, du cuivre, du fer, de l'iode, du magnésium et du manganèse et, en plus, du phosphore, du potassium et du zinc.

Dans tous les cas, n'hésitez pas à interroger votre médecin ou votre pharmacien et veillez à respecter la posologie conseillée.

Ces compléments nutritionnels vous permettront de mincir en beauté et sans fatigue. Après votre régime, vous veillerez à adopter une alimentation suffisamment riche en micronutriments afin d'éviter les carences et de ne pas recourir aux complexes associant vitamines et sels minéraux en continu. Rien ne s'oppose toutefois à ce que vous fassiez périodiquement une « cure » de vitamines/sels minéraux, votre médecin sera à même de vous conseiller sur le sujet.

4 ■ Votre programme minceur : – 4 kilos en 7 jours !

Votre programme amincissant « coup de poing »

Jour 1

Cette première journée sans viande ni poisson va permettre à votre organisme de commencer à se détoxifier.

Vous allez uriner abondamment et relancer votre transit intestinal.

Petit déjeuner :

1 tasse de thé vert non sucré ou édulcoré ou une gélule de thé vert ;

1 pamplemousse entier, non pressé ;

La pectine (fibres) contenue dans la pulpe et les membranes qui cloisonnent les quartiers du pamplemousse permettent d'abaisser le taux de mauvais cholestérol sanguin. D'autre part, le pamplemousse est très riche en vitamine C ; les espèces roses recèlent également du bêtacarotène. De plus, le pamplemousse détient des vertus diurétiques, stimule la digestion et draine le foie ;

100 g de fromage blanc maigre non sucré, pour les protéines (8 g) et le calcium ;

1 bol de soupe ;

1 comprimé polyvitamines/sels minéraux.

Dans la matinée :

1 bol de soupe, si la faim vous tenaille ;

1 tasse de décoction de queues de cerise ou 1 gélule de poudre de queues de cerise.

Vers 11 heures :

– 1 gélule d'ananas.

Déjeuner :

1 bol de soupe ;

200 g de tofu (fromage de soja, en vente en grande surface et dans les magasins bio) pour les protéines (28 g), sauté dans une poêle légèrement enduite d'huile d'olive vierge extra avec 3 champignons de Paris, détaillés en lamelles pour le sélénium et le zinc, et 1/4 de poivron coupé en dés, pour ses vertus diurétiques, laxatives, tonifiantes et reminéralisantes ;

1 petite tasse de cassis ou quelques rondelles d'ananas frais pour leurs vertus diurétiques et très laxatives ;

1 tasse de thé vert non sucré ou édulcoré ou une gélule de thé vert.

Collation :

1 yaourt maigre non sucré ou édulcoré pour les protéines (5 g) et le calcium ;

1 tasse de décoction de queues de cerise ou 1 gélule de poudre de queues de cerise.

Vers 18 heures :

1 gélule d'ananas.

Dîner :

1 grand bol de soupe ;

4 blancs d'œufs pour les protéines (20 g) + 1 jaune (2,5 g de protéines) battus, brouillés à la poêle antiadhésive légèrement enduite d'huile d'olive vierge extra, avec ciboulette, basilic, poivre, persil à volonté pour les vitamines et les antioxydants, et un peu de sel pour une bonne répartition de l'eau dans l'organisme ;

1 kiwi pour ses vertus diurétiques et laxatives (veillez à en retirer les petits grains irritants) et ses propriétés vivifiantes et reminéralisantes ;

100 g de fromage blanc pour les protéines.

Vers 22 heures :

1 gélule d'ananas avec un petit verre d'eau.

Le conseil du jour

Vous veillerez à boire 1,5 l d'eau (Contrex, Hépar) réparti tout au long de la journée. En cas de fringale, ne vous privez pas d'un bol de soupe.

Jour 2

Vous vous réveillerez en pleine forme et vous vous sentirez déjà dégonflée. Cette deuxième journée va permettre de conforter votre poids sur « la pente descendante ».

Si vous étiez constipée, vous percevrez une reprise de votre travail de transit intestinal.

Petit déjeuner :

1 tasse de thé vert non sucré ou édulcoré ou une gélule de thé vert ;

1 mangue fraîche, pour ses propriétés diurétiques, digestives, légèrement laxatives et tonifiantes de l'organisme ;

1 yaourt brassé maigre nature, non sucré, pour les protéines (6 g) et le calcium ;

1 bol de soupe ;

1 comprimé polyvitamines/sels minéraux.

Dans la matinée :

1 bol de soupe, si la faim vous tenaille ;

1 tasse de décoction de queues de cerise ou 1 gélule de poudre de queues de cerise.

Vers 11 heures :

– 1 gélule d'ananas.

Déjeuner

150 g de cabillaud cuit au four, à la vapeur… pour les protéines (27 g) et les bons acides gras poly-insaturés, arrosé d'une cuillerée à café d'huile d'olive vierge extra pour la vitamine E et les acides gras mono-insaturés ;

200 g de carottes cuites ou crues (râpées et arrosées de jus de citron) pour lutter contre l'excès de cholestérol et leurs vertus reminéralisantes ;

– 1 bol de soupe ;

– 1 part de melon, riche en potassium et en bêtacarotène, pour ses propriétés diurétiques, légèrement laxatives et reminéralisantes ;

– 1 tasse de thé vert non sucré ou édulcoré (ou 1 gélule de thé vert).

Collation :

100 g de fromage blanc maigre nature ou aromatisé, sans sucre ajouté, pour les protéines (8 g) et le calcium ;

1 tasse de décoction de queues de cerise ou 1 gélule de poudre de queues de cerise.

Vers 18 heures :

– 1 gélule d'ananas.

Dîner :

1 grand bol de soupe ;

150 g de blanc de poulet bien maigre pour les protéines (32 g), cuit à la poêle antiadhésive légèrement enduite d'huile d'olive, ou découpé en petits dés et sautés avec un peu d'ail (antioxydant puissant), de curry, de cumin, de poivre et de sel ;

1 assiette de brocolis pour leurs vertus dépuratives, digestives, laxatives et reminéralisantes;

1 petite tasse de mûres, riches en calcium, fer, magnésium, potassium, bêtacarotène et vitamine C, aux vertus diurétiques, dépuratives, tonifiantes, reminéralisantes, antifatigue et laxatives.

Vers 22 heures

– 1 gélule d'ananas avec un petit verre d'eau.

> **Le conseil du jour**
>
> **En cas de fringale, buvez un grand bol de bouillon de poireaux, aux vertus coupe-faim et merveilleusement diurétiques.**
>
> **N'oubliez pas de boire entre les repas.**

Jour 3

Votre amincissement est déjà bien enclenché. Votre corps perçoit les efforts que vous faites pour lui et il vous en est reconnaissant. Si possible, essayez d'éviter de vous peser trop souvent. Selon la période de votre cycle menstruel, vous pouvez retenir de l'eau, que vous allez éliminer tout naturellement dans les jours qui suivent, et ainsi ne pas avoir l'impression que vous perdez votre masse grasse.

Petit déjeuner :

1 tasse de thé vert non sucré ou édulcoré, ou une gélule de thé vert ;

2 abricots frais pour leurs propriétés diurétiques, tonifiantes, reminéralisantes, légèrement laxatives et sédatives du système nerveux ;

1 yaourt à la grecque maigre nature pour les protéines (7 g) et le calcium, sans sucre ou édulcoré ;

1 bol de soupe ;

1 comprimé polyvitamines/sels minéraux.

Dans la matinée :

1 bol de soupe, si la faim vous tenaille ;

1 tasse de décoction de queues de cerise ou 1 gélule de poudre de queues de cerise.

Vers 11 heures :

– 1 gélule d'ananas.

Déjeuner :

150 g de colin cuit en papillote pour les protéines (24 g) et les bons acides gras polyinsaturés, avec une rondelle d'oignon et une gousse d'ail pour leurs propriétés diurétiques, tonifiantes et antioxydantes, arrosé d'une cuillerée à café d'huile d'olive vierge extra pour la vitamine E et les acides gras mono-insaturés ;

1 assiette de chou-fleur cuit à la vapeur pour conserver les vitamines ou cru, pour

ses vertus diurétiques, énergétiques, revitalisantes, rééquilibrantes, reminéralisantes et légèrement laxatives ;

1 bol de soupe ;

1 tasse de fraises non sucrées pour leurs propriétés diurétiques, dépuratives, reminéralisantes, calmantes et légèrement laxatives ;

1 tasse de thé vert non sucré ou édulcoré ou 1 gélule de thé vert.

Collation

1 yaourt nature, sans sucre, pour les protéines (7 g) et le calcium ;

1 tasse de décoction de queues de cerise ou 1 gélule de poudre de queues de cerise.

Vers 18 heures :

– 1 gélule d'ananas.

Dîner :

1 grand bol de soupe ;

1 tranche de blanc de dinde pour les protéines (10 g) ;

1 assiette d'épinards frais pour leur richesse en protéines (3 g pour 100 g), le potassium, le magnésium, le calcium et le sélénium et leurs vertus tonifiantes et légèrement diurétiques et laxatives ;

1 poire pour ses vertus sédatives, reminéralisantes et légèrement laxatives.

Vers 22 heures :

– 1 gélule d'ananas avec un petit verre d'eau.

> **Le conseil du jour**
>
> **Si vous travaillez à l'extérieur, préparez votre soupe le soir pour le lendemain. Avant de partir, réchauffez-la au micro-ondes et versez-la encore très chaude dans des bouteilles Thermos.**

Jour 4

Votre programme minceur suit son régime de croisière. Vous êtes en route vers le succès. Déjà, vous vous sentez plus à l'aise dans les vêtements qui vous boudinaient et incroyablement tonique et légère.

Petit déjeuner :

1 tasse de thé vert non sucré ou édulcoré, ou une gélule de thé vert ;

2 litchis pour la vitamine C, le potassium et la vitamine B9, et leurs vertus diurétiques, laxatives, tonifiantes et reminéralisantes ;

100 g de fromage blanc maigre aromatisé aux fruits, sans sucre ou édulcoré, pour les protéines (8 g) et le calcium ;

1 bol de soupe ;

1 comprimé polyvitamines/sels minéraux.

Dans la matinée :

1 bol de soupe, si la faim vous tenaille ;

1 tasse de décoction de queues de cerise ou 1 gélule de poudre de queues de cerise.

Vers 11 heures :

– 1 gélule d'ananas.

Déjeuner :

140 g d'escalope de veau cuite dans une poêle antiadhésive légèrement enduite d'huile d'olive vierge extra pour les protéines (27 g), avec des rondelles de tomates pour le lycopène, (un antioxydant), le potassium, le zinc et les vitamines du groupe B et la vitamine E, de la ciboulette, de l'origan, du poivre et un peu de sel ;

1 assiette de fenouil pour le potassium, le calcium, le bêta-carotène, la vitamine B9 et la vitamine E ;

1 bol de soupe ;

1 tasse de groseilles pour le calcium, le potassium et la vitamine C, et leurs vertus

tonifiantes, digestives, décongestionnantes du foie, dépuratives, diurétiques et laxatives ;

1 tasse de thé vert non sucré ou édulcoré ou 1 gélule de thé vert.

Collation :

100 g de fromage blanc en faisselle maigre, sans sucre ou édulcoré, pour les protéines (11 g) et le calcium ;

1 tasse de décoction de queues de cerise ou 1 gélule de poudre de queues de cerise.

Vers 18 heures :

1 gélule d'ananas.

Dîner :

1 grand bol de soupe ;

1 portion de moules marinières (un grand bol, environ 200 g), préparées au vin blanc (l'alcool s'évapore à la cuisson mais l'arôme demeure), avec des échalotes, du persil et un peu d'oignon, pour les protéines (24 g) ;

1 artichaut pour le phosphore, le potassium, le calcium, et les vitamines du groupe B : B1, B3, B5, B6, B9 et ses vertus diurétiques, dépuratives, énergétiques, reminéralisantes, ainsi que son action drainante du foie et stimulatrices de la vésicule biliaire, dégusté avec une sauce préparée avec 1

cuillerée à café d'huile d'olive vierge extra, 1 cuillerée à soupe de vinaigre, 3 cuillerées à soupe d'eau ou de bouillon de légumes, 1 cuillerée à café de moutarde, du poivre, un peu de sel ;

1 part de pastèque, pour le bêtacarotène, la vitamine C et ses propriétés diurétiques, dépuratives et reminéralisantes.

Vers 22 heures :

– 1 gélule d'ananas avec un petit verre d'eau.

Le conseil du jour

Notre régime soupe est un régime sans contraintes : rien ne s'oppose à ce que vous permutiez deux plats équivalents (poisson le midi, viande le soir) ou deux fruits sur deux jours différents (la pastèque du jour 4 peut être intervertie avec la tasse de cassis du déjeuner du jour 1. L'important est que vous absorbiez, chaque jour :

– autant de soupe que vous en avez envie ;

– les protéines nécessaires au maintien de votre masse musculaire, soit 50 à 70 g de protéines par jour ;

– les suppléments alimentaires que nous vous conseillons.

Jour 5

Vous avez accompli la partie la plus difficile de votre travail ! Maintenant, tout est une question de patience. Votre corps continue à éliminer, chaque jour, la graisse et les déchets qui lui pesaient.

Petit déjeuner :

1 tasse de thé vert non sucré ou édulcoré, ou une gélule de thé vert ;

1 pêche pour la vitamine C, le bêtacarotène et les flavonoïdes, et ses vertus diurétiques, légèrement laxatives, reminéralisantes ;

1 yaourt bio light nature, pour les protéines (6 g) et le calcium ;

1 bol de soupe ;

1 comprimé polyvitamines/sels minéraux.

Dans la matinée :

1 bol de soupe, si la faim vous tenaille ;

1 tasse de décoction de queues de cerise ou 1 gélule de poudre de queues de cerise.

Vers 11 heures :

- 1 gélule d'ananas.

Déjeuner :

2 tranches (150 g) de rôti de dinde cuit au four ou à la cocotte, sans matières grasses, pour les protéines (32 g) ;

1 assiette de haricots verts pour le calcium, le magnésium, le fer, le sélénium, le zinc, le bêtacarotène, les vitamines du groupe B (vitamine B9), ses fibres (pectine), véritables pièges à cholestérol, et leurs propriétés dépuratives, légèrement diurétiques, reconstituantes et reminéralisantes ;

1 bol de soupe ;

1 orange pour le calcium, le potassium, le phosphore, le fer, le magnésium, la vitamine C, le bêtacarotène, les vitamines du groupe B (B3, B5, B9) ;

1 tasse de thé vert non sucré ou édulcoré ou 1 gélule de thé vert.

Collation :

1 yaourt maigre aromatisé au citron pour les protéines (6 g) et le calcium ;

1 tasse de décoction de queues de cerise ou 1 gélule de poudre de queues de cerise.

Vers 18 heures :

– 1 gélule d'ananas.

Dîner :

1 grand bol de soupe ;

1 tranche (50 g) de jambon bien maigre dégraissé pour les protéines (10 g) ;

Le conseil du jour

Infirmières, aide-soignantes, femmes médecins... Vous êtes nombreuses à travailler de nuit. Vous devez certainement être confrontée à des « coups de pompe » et à des fringales… N'hésitez pas à remplacer le café (ou le petit chocolat chaud) qui vous aidaient à « tenir » par plusieurs bols de soupe, dès que l'envie s'en fait sentir.

Vous pouvez également consommer du thé vert très infusé pour que les tanins aient le temps de diffuser et de neutraliser les effets excitants de la caféine.

1 assiette d'aubergines sautées à la poêle antiadhésive enduite d'un peu d'huile d'olive vierge extra, avec un peu d'ail, beaucoup de persil, de ciboulette, de basilic et autres aromates de votre choix, pour le potassium, les vitamines du groupe B (principalement B9), et leurs vertus diurétiques, légèrement laxatives, reminéralisantes, ainsi que leur capacité à retarder l'absorption des sucres et à piéger le cholestérol ;

1 papaye pour le bêtacarotène, la vitamine C, le calcium, le potassium, et ses

propriétés diurétiques, légèrement laxatives et digestives.

Vers 22 heures :

– 1 gélule d'ananas avec un petit verre d'eau.

Jour 6

Plus que deux jours d'efforts, et vous allez entrer dans la phase 2 de votre programme. Continuez à respecter les besoins de votre corps en lui apportant, chaque jour, tout ce dont il a besoin pour dégonfler harmonieusement.

Petit déjeuner :

1 tasse de thé vert non sucré ou édulcoré, ou 1 gélule de thé vert ;

1 pomme pour la pectine, les vitamines du groupe B, la vitamine E et les flavonoïdes, ainsi que pour ses vertus digestives, diurétiques, drainantes, antifatigue et calmantes du système nerveux ;

1 yaourt maigre au choix mais sans sucre, pour les protéines (6 g) et le calcium ;

1 bol de soupe ;

1 comprimé polyvitamines/sels minéraux.

Dans la matinée :

1 bol de soupe, si la faim vous tenaille ;

1 tasse de décoction de queues de cerise ou 1 gélule de poudre de queues de cerise.

Vers 11 heures :

– 1 gélule d'ananas.

Déjeuner :

– 150 g d'aiglefin cuit en papillote pour les protéines (25 g) et les bons acides gras poly-insaturés, au court-bouillon ou en gros dés, dans une cocotte antiadhésive légèrement enduite d'huile d'olive vierge extra ;

– 1 assiette de choux de Bruxelles pour le calcium, le potassium, le soufre, le bêtacarotène, les vitamines du groupe B, l'acide linoléique, les vitamines C et E et leurs propriétés diurétiques, légèrement laxatives, énergisantes, revitalisantes et reminéralisantes ;

– 1 bol de soupe ;

– 1 tasse de framboises, fraîches ou surgelées, pour les fibres, le calcium, le potassium, les vitamines C et B9 ;

– 1 tasse de thé vert non sucré ou édulcoré ou 1 gélule de thé vert.

Collation :

– 1 yaourt à l'ancienne maigre pour les protéines (6 g) et le calcium ;

– 1 tasse de décoction de queues de cerise ou 1 gélule de poudre de queues de cerise.

Vers 18 heures :

– 1 gélule d'ananas.

Dîner :

– 1 grand bol de soupe ;

– 4 blancs d'œufs durs ou brouillés pour les protéines (20 g) (le blanc d'œuf est en effet constitué de protéines pures) ;

– 1 assiette de cresson en salade, assaisonné avec une sauce composée en mélangeant une cuillerée d'huile d'olive vierge extra, une cuillerée à soupe de vinaigre, une cuillerée à soupe de jus de citron, une cuillerée à café de moutarde, un peu de sel, du poivre, du persil, de la ciboulette, de l'ail haché et deux cuillerées à soupe d'eau, pour le calcium, le potassium, le magnésium, le fer, le zinc, le bêtacarotène, les vitamines B9, C et E, et pour ses propriétés diurétiques, dépuratives, détoxifiantes, tonifiantes, reminéralisantes, et son action drainante sur le foie ;

– 1 tasse de myrtilles, fraîches ou surgelées, pour les fibres, le potassium, la vitamine C et ses propriétés diurétiques et digestives.

Vers 22 heures :

– 1 gélule d'ananas avec un petit verre d'eau.

Le conseil du jour

Le matin à jeun, avant même de vous lever, buvez un grand verre d'eau à température ambiante pour faciliter l'élimination des déchets et les échanges cellulaires qui se font mieux en position allongée.

Rien ne s'oppose à ce que vous alterniez les eaux minérales ; vous avez même droit aux eaux gazeuses, si vous les supportez bien, à l'exception de l'eau minérale de Vichy qui est, nous l'avons dit, trop riche en sodium dans le cadre d'un régime amincissant.

Jour 7

Vous arrivez au terme de votre régime « coup de poing «… Vos problèmes d'œdème, de gonflement et de cellulite s'amenuisent de jour en jour. Si vous étiez sujette à la constipation, vous pourrez constater que votre régime a eu une influence bénéfique sur votre transit.

Petit déjeuner :

– 1 tasse de thé vert non sucré ou édulcoré, ou 1 gélule de thé vert ;

– 2 prunes pour le calcium, le fer, le potassium, le bêtacarotène, les vitamines E, B3, B9, et leurs propriétés diurétiques, laxatives; décongestionnantes et reminéralisantes ;

– 1 yaourt au lait de soja sans sucre, pour les protéines (6 g) et le calcium ;

– 1 bol de soupe ;

– 1 comprimé polyvitamines/sels minéraux.

Dans la matinée :

– 1 bol de soupe, si la faim vous tenaille ;

– 1 tasse de décoction de queues de cerises ou 1 gélule de poudre de queues de cerises.

Vers 11 heures :

– 1 gélule d'ananas.

Déjeuner :

– 150 g de limande pour les protéines (30 g) et les bons acides gras polyinsaturés ;

– 1 assiette de concombre pour ses propriétés diurétiques, rafraîchissantes et légèrement laxatives, assaisonnée avec une sauce composée à partir d'une cuillerée à café d'huile d'olive vierge extra, une cuillerée à soupe de vinaigre, une cuillerée à soupe de jus de citron, une cuillerée à café de moutarde, un peu de sel, du poivre, et deux cuillerées à soupe d'eau ;

– 1 bol de soupe ;

– 1 ramequin de compote de coing non sucrée ou édulcorée pour les fibres alimentaires (pectine), le potassium, le calcium, les tanins, le bêtacarotène, la vitamine C et ses propriétés diurétiques et régulatrices de l'appétit ;

– 1 tasse de thé vert non sucré ou édulcoré ou 1 gélule de thé vert.

Collation :

– 100 g de fromage blanc aromatisé aux fruits, sans sucre, pour les protéines (8 g) et le calcium ;

– 1 tasse de décoction de queues de cerise ou 1 gélule de poudre de queues de cerise.

Vers 18 heures :

– 1 gélule d'ananas.

Dîner :

– 1 grand bol de soupe ;

– 1 tranche de rôti de porc froid bien maigre (type filet), cuit au four ou à la cocotte, sans matière grasse, pour les protéines (42 g) ;

– 1 assiette de purée de potiron pour le calcium, le potassium, le bêtacarotène, la vitamine E, et ses propriétés diurétiques, légèrement laxatives, digestives, reminéralisantes ; le potiron retarde l'absorption des sucres, réduit le taux de cholestérol sanguin ;

– 2 mandarines pour le calcium, le magnésium, le potassium, le bêtacarotène, les vitamines C et B3, et leurs propriétés diurétiques, laxatives, tonifiantes et reminéralisantes.

Vers 22 heures :

– 1 gélule d'ananas avec un petit verre d'eau.

Le conseil du jour

Si le fait d'avaler de la soupe au petit déjeuner vous rebute, ne vous forcez pas, et consommez-la plus tard dans la matinée ou dans l'après-midi.

Non mixée, la soupe calme mieux la faim ; d'autre part, le fait de mastiquer les petits légumes vous donnera davantage la sensation de manger que celui d'absorber une soupe lisse et fluide.

5 ■ Vous ne reprendrez jamais vos kilos !

Programme de stabilisation

Jour 1

Si vous avez été sérieuse, vous pourrez constater que vous avez perdu entre 4 et 8 kilos.

Vous abordez aujourd'hui votre programme de stabilisation, qui vous permettra de vous maintenir au poids que vous avez atteint. Mais vous serez heureuse de savoir que, dans la plupart des cas, les femmes continuent à perdre du poids durant cette deuxième phase du régime.

Vous avez le droit, en cas de fringale, de manger autant de soupe brûle-graisses que vous le souhaitez.

Bonne nouvelle, le pain figure à nouveau à votre menu.

Petit déjeuner :

– 1 tasse de thé vert non sucré ou édulcoré, ou une gélule de thé vert avec la boisson de votre choix : café, Ricoré®, chicorée, thé noir, sans sucre ou édulcorée ;

– 1 fruit frais au choix (sauf raisin, banane) pour les vitamines, les sels minéraux, les oligo-éléments et les fibres ;

– 1 yaourt au choix pour les protéines (entre 4 et 8 g), maigre, allégé ou nature, sans sucre ou édulcoré, contenant moins de 5 g de lipides aux 100 g ;

– 1 tranche de pain complet avec une noisette de margarine au tournesol ;

– 1 comprimé polyvitamines/sels minéraux.

Dans la matinée :

– 1 tasse de décoction de queues de cerise ou 1 gélule de poudre de queues de cerise ;

– 1 yaourt au choix pour les protéines (entre 4 et 8 g), maigre, allégé ou nature, sans sucre ou édulcoré, contenant moins de 5 g de lipides aux 100 g ; ou un fruit frais au choix (sauf raisin, banane).

Vers 11 heures :

– 1 gélule d'ananas.

Déjeuner :

– 200 g de tomates assaisonnées avec une sauce composée à partir d'1 cuillerée à café d'huile d'olive vierge extra, 1 cuillerée à soupe de jus de citron, 1 cuillerée à café de moutarde, 2 cuillerées à soupe d'eau, du poivre, un peu de sel, de l'ail haché ;

– 100 g de steak haché à 5 % de matières grasses pour les protéines (21 g) ;

– 1 assiette de purée de céleri rave pour le potassium, le calcium, le phosphore, la tyrosine, le bêtacarotène, les vitamines C et E, et ses propriétés diurétiques, légèrement laxatives, digestives, drainantes, antifatigue et reminéralisantes ;

– 1 fruit frais au choix (sauf raisin et banane) ;

– 1 tasse de thé vert non sucré ou édulcoré ou 1 gélule de thé vert.

Collation :

– 100 g de fromage blanc jusqu'à 20 % de matières grasses, sans sucre, pour les protéines (8 g) et le calcium ;

– 1 tasse de décoction de queues de cerise ou 1 gélule de poudre de queues de cerise.

Vers 18 heures :

– 1 gélule d'ananas.

Dîner :

– 1 grand bol de soupe ;

– 150 g de sole pour les protéines (23 g) et les bons acides gras polyinsaturés ;

– 1 grande assiette de laitue assaisonnée avec une sauce composée à partir d'une cuillerée à café d'huile d'olive vierge extra, 1 cuillerée à soupe de jus de citron, 1 cuillerée à café de moutarde, 2 cuillerées à soupe d'eau, du persil, de la ciboulette, du poivre, un peu de sel, de l'ail haché pour le potassium, le calcium, le bêtacarotène, la vitamine B9, et ses vertus diurétiques, reminéralisantes et digestives ;

– 1 fruit frais au choix (sauf raisin, banane).

Vers 22 heures :

– 1 gélule d'ananas avec un petit verre d'eau.

En cas de fringale, dans la soirée :

– 100 g de fromage blanc maigre sans sucre ou édulcoré, ou un bol de soupe brûle-graisses.

Le conseil du jour

Vous réintroduirez aujourd'hui dans votre programme la margarine de tournesol, qui vous apportera les acides gras polyinsaturés que votre corps ne peut fabriquer et qui ont été essentiellement apportés, durant la première semaine de votre régime, par le poisson et l'huile d'olive.

Jour 2

Vous allez recommencer à manger, jour après jour, un peu plus de sucres lents ce qui ne vous empêchera pas de continuer à maigrir en beauté !

Petit déjeuner :

– 1 tasse de thé vert non sucré ou édulcoré, ou une gélule de thé vert avec la boisson de votre choix : café, Ricoré®, chicorée, thé noir, sans sucre ou édulcorée ;

– 1 fruit frais au choix (sauf raisin, banane) pour les vitamines, les sels minéraux, les oligo-éléments et les fibres ;

– 1 yaourt au choix pour les protéines (entre 4 et 8 g), maigre, allégé ou nature, sans sucre ou édulcoré, contenant moins de 5 g de lipides aux 100 g ;

– 1 tranche de pain complet avec une noisette de margarine au tournesol,

– 1 comprimé polyvitamines/sels minéraux.

Dans la matinée :

– 1 tasse de décoction de queues de cerise ou 1 gélule de poudre de queues de cerise ;

– 1 yaourt au choix pour les protéines (entre 4 et 8 g), maigre, allégé ou nature, sans sucre ou édulcoré, contenant moins de 5 g de lipides aux 100 g, ou 1 fruit frais au choix (sauf raisin, banane).

Vers 11 heures :

– 1 gélule d'ananas.

Déjeuner :

– 200 g de salade de mâche pour le potassium, le calcium, le fer, le bêtacarotène, les vitamines du groupe B (B6 et B9), la vitamine C et ses propriétés diurétiques, dépuratives, reminéralisantes et neurosédatives, assaisonnée avec une sauce composée à partir d'une cuillerée à café d'huile d'olive vierge extra, 1 cuillerée à soupe de jus de citron, 1 cuillerée à café de moutarde, 2 cuillerées à soupe d'eau, du persil, de la ciboulette, du poivre, un peu de sel, de l'ail haché ;

– 150 g d'escalope de dinde pour les protéines (32 g) ;

– 150 g de petits pois frais pour les fibres, le potassium, le calcium, le magnésium, le fer, le bêtacarotène, les vitamines du groupe B (B1, B3, B9), et leurs propriétés rassasiantes, laxatives, anti-cholestérol et reminéralisantes ;

– 1 fruit frais au choix (sauf raisin et banane) ;

– 1 tasse de thé vert non sucré ou édulcoré ou 1 gélule de thé vert.

Collation :

– 100 g de fromage blanc jusqu'à 20 % de matières grasses, sans sucre, pour les protéines (8 g) et le calcium ;

– 1 tasse de décoction de queues de cerise ou 1 gélule de poudre de queues de cerise.

Vers 18 heures :

– 1 gélule d'ananas.

Dîner :

– 1 grand bol de soupe,

– 2 œufs durs pour les protéines (15 g) ;

– 1 grande assiette d'épinards cuits pour le potassium, le magnésium, le calcium, le sélénium, le zinc, le bêtacarotène, les vitamines B9, C et E, l'acide linoléique,et leurs propriétés diurétiques, tonifiantes, reminéralisantes et légèrement laxatives ;

– 1 fruit frais au choix (sauf raisin, banane).

Vers 22 heures :

– 1 gélule d'ananas avec un petit verre d'eau.

En cas de fringale, dans la soirée :

– 100 g de fromage blanc maigre sans sucre ou édulcoré, ou un bol de soupe brûle-graisses.

Le conseil du jour

Ne soyez pas surprise de voir à votre menu les petits pois ; ils sont moins caloriques que leur réputation ne veut le faire croire, puisqu'ils n'apportent que 60 calories pour 100 g d'aliments.

Les sucres lents qu'ils contiennent vous rassasieront longtemps, surtout si vous prenez soin de mastiquer longuement.

Quant aux protéines qu'ils recèlent, elles sont relativement complètes puisqu'elles comprennent 7 des 8 acides aminés essentiels que le corps ne peut fabriquer. Le grand manquant est la méthionine.

Jour 3

Si vous suivez parfaitement notre programme, vous donnerez à votre corps ce dont il a besoin au quotidien. Supprimer certains aliments de votre régime ne vous fera pas maigrir davantage ni plus vite, mais ne contribuera qu'à vous affaiblir.

Petit déjeuner :

– 1 tasse de thé vert non sucré ou édulcoré, ou une gélule de thé vert avec la boisson de votre choix : café, Ricoré®, chicorée, thé noir, sans sucre ou édulcorée ;

– 1 fruit frais au choix (sauf raisin, banane) pour les vitamines, les sels minéraux, les oligo-éléments et les fibres ;

– 1 yaourt au choix pour les protéines (entre 4 et 8 g), maigre, allégé ou nature, sans sucre ou édulcoré, contenant moins de 5 g de lipides aux 100 g ;

– 1 tranche de pain complet avec une noisette de margarine au tournesol ;

– 1 comprimé polyvitamines/sels minéraux.

Dans la matinée :

– 1 tasse de décoction de queue de cerise ou 1 gélule de poudre de queue de cerise ;

– 1 yaourt au choix pour les protéines (entre 4 et 8 g), maigre, allégé ou nature, sans sucre ou édulcoré, contenant moins de 5 g de lipides aux 100 g, ou un fruit frais au choix (sauf raisin, banane).

Vers 11 heures :

– 1 gélule d'ananas.

Déjeuner :

– 200 g de salade de pissenlit pour les fibres, le potassium, le calcium, le magnésium, le fer, le bêtacarotène, la vitamine E et ses propriétés diurétiques, légèrement laxatives, dépuratives, tonifiantes, énergétiques et reminéralisantes, assaisonnée avec une sauce composée à partir d'une cuillerée à café d'huile d'olive vierge extra, 1 cuillerée à soupe de jus de citron, 1 cuillerée à café de moutarde, 2 cuillerées à soupe d'eau, du persil, de la ciboulette, du poivre, un peu de sel, de l'ail haché ;

– 1 petit morceau de viande de bœuf maigre (moins de 5 g de matières grasses aux 100 g) cuit à la poêle, sans matières grasses pour les protéines (42 g) ;

– 1 assiette de poireaux braisés pour le potassium, le calcium, le soufre, le bêtacarotène, les vitamines B3, B6, B9 et leurs propriétés diurétiques, laxatives, tonifiantes et reminéralisantes ;

– 1 fruit frais au choix (sauf raisin et banane) ;

– 1 tasse de thé vert non sucré ou édulcoré ou 1 gélule de thé vert.

Collation :

– 100 g de fromage blanc jusqu'à 20 % de matières grasses, sans sucre, pour les protéines (8 g) et le calcium ;

– 1 tasse de décoction de queues de cerise ou 1 gélule de poudre de queues de cerise.

Vers 18 heures :

– 1 gélule d'ananas.

Dîner :

– 1 grand bol de soupe ;

– 150 g de brochet pour les protéines (33 g) et les bons acides gras poly-insaturés ;

– 1 grande assiette de brocolis pour le calcium, le potassium, le soufre, le bêtacarotène, les vitamines du groupe B, l'acide linolénique, les vitamines C et E et leurs propriétés diurétiques, légèrement laxatives, énergisantes, revitalisantes et reminéralisantes ;

– 1 fruit frais au choix (sauf raisin, banane).

Vers 22 heures :

– 1 gélule d'ananas avec un petit verre d'eau.

En cas de fringale, dans la soirée :

– 100 g de fromage blanc maigre sans sucre ou édulcoré, ou un bol de soupe brûle-graisses.

Le conseil du jour

La viande de bœuf a la réputation d'être trop grasse dans le cadre d'un régime amincissant. Et pourtant, certains morceaux ne contiennent que 4 g de lipides pour 100 g d'aliments, tout en étant riches en protéines de bonne qualité (28 g/100 g). L'aiguillette, l'araignée, la bavette, la hampe, l'onglet, le rosbif, le foie, le rôti font partie de ceux-là.

Jour 4

Même si votre amincissement est aujourd'hui bien visible et installé, ne renoncez pas aux compléments alimentaires que nous vous conseillons : thé vert, ananas et queues de cerise continuent à vous aider à chasser l'eau ; les vitamines renforcent votre vitalité.

Petit déjeuner :

– 1 tasse de thé vert non sucré ou édulcoré, ou une gélule de thé vert avec la boisson de votre choix : café, Ricoré®, chicorée, thé noir, sans sucre ou édulcorée ;

– 1 fruit frais au choix (sauf raisin, banane) pour les vitamines, les sels minéraux, les oligo-éléments et les fibres ;

– 1 yaourt au choix pour les protéines (entre 4 et 8 g), maigre, allégé ou nature, sans sucre ou édulcoré, contenant moins de 5 g de lipides aux 100 g.

– 1 tranche de pain complet avec une noisette de margarine au tournesol ;

– 1 comprimé polyvitamines/sels minéraux.

Dans la matinée :

– 1 tasse de décoction de queues de cerise ou 1 gélule de poudre de queues de cerise ;

– 1 yaourt au choix pour les protéines (entre 4 et 8 g), maigre, allégé ou nature, sans sucre ou édulcoré, contenant moins de 5 g de lipides aux 100 g, ou un fruit frais au choix (sauf raisin, banane).

Vers 11 heures :

– 1 gélule d'ananas.

Déjeuner :

– 200 g de carottes râpées pour le potassium, le calcium, le bêtacarotène, la vitamine B9, et leur capacité à piéger le cholestérol dans leurs fibres (pectine), assaisonnées avec une sauce composée à partir d'une cuillerée à café d'huile d'olive vierge extra, 1 cuillerée à soupe de jus de citron, 1 cuillerée à café de moutarde, 2 cuillerées à soupe d'eau, du persil, de la ciboulette, du poivre, un peu de sel, de l'ail haché ;

– 1 pavé de saumon (150 g) pour les protéines (30 g) et les bons acides gras polyinsaturés ;

– 1 assiette de ratatouille (tomates, courgettes, aubergine, ail, oignon…) pour le lycopène, le potassium, le calcium, le fer, le soufre, le sélénium, le zinc, les vitamines du groupe B, les vitamines C, E, et ses vertus diurétiques, reminéralisantes, anticholestérol, tonifiantes, légèrement laxatives, revenue à la poêle antiadhésive légèrement enduite d'huile d'olive vierge extra ;

– 1 fruit frais au choix (sauf raisin et banane) ;

– 1 tasse de thé vert non sucré ou édulcoré ou 1 gélule de thé vert.

Collation :

– 100 g de fromage blanc jusqu'à 20 % de matières grasses, sans sucre, pour les protéines (8 g) et le calcium ;

– 1 tasse de décoction de queues de cerise ou 1 gélule de poudre de queues de cerise.

Vers 18 heures :

– 1 gélule d'ananas.

Dîner :

– 1 grand bol de soupe ;

– 2 tranches de blanc de dinde pour les protéines (20 g),

– 1 grande assiette de chou rouge ou blanc en crudités, assaisonné avec une sauce composée à partir d'une cuillerée à café d'huile d'olive vierge extra, 1 cuillerée à soupe de jus de citron, 1 cuillerée à café de moutarde, 2 cuillerées à soupe d'eau, du persil, de la ciboulette, du poivre, un peu de sel, de l'ail haché pour le calcium, le potassium, le soufre, le bêtacarotène, les vitamines du groupe B, l'acide linolénique, les vitamines C et E et ses propriétés diurétiques, légèrement laxatives, énergisantes, revitalisantes et reminéralisantes ;

– 1 fruit frais au choix (sauf raisin, banane).

Vers 22 heures :

– 1 gélule d'ananas avec un petit verre d'eau.

En cas de fringale, dans la soirée :

100 g de fromage blanc maigre sans sucre ou édulcoré, ou un bol de soupe brûle-graisses.

Le conseil du jour

Ne soyez pas surprise de voir le saumon, poisson considéré comme gras, figurer à votre menu. Comme ses homologues, il contient des acides gras particuliers, très polyinsaturés, qui luttent contre les maladies cardio-vasculaires et permettraient de prévenir certaines dépressions. 150 g de saumon vous apporteront 16 g de bons lipides, soit 144 calories, ce qui est peu par rapport à la ration calorique globale dont vous avez besoin quotidiennement.

Jour 5

La pomme de terre figure à nouveau à votre menu. Voilà une bonne nouvelle ! Contrairement aux idées reçues, elle n'est pas très calorique lorsqu'elle est consommée sans matières grasses ; 150 g de pommes de terre ne vous apporteront que 120 calories, beaucoup de vitamines et de bons sucres lents qui vous permettront de vous sentir longtemps rassasiée.

Petit déjeuner :

– 1 tasse de thé vert non sucré ou édulcoré, ou une gélule de thé vert avec la boisson de votre choix : café, Ricoré®, chicorée, thé noir, sans sucre ou édulcorée ;

– 1 fruit frais au choix (sauf raisin, banane) pour les vitamines, les sels minéraux, les oligo-éléments et les fibres ;

– 1 yaourt au choix pour les protéines (entre 4 et 8 g), maigre, allégé ou nature, sans sucre ou édulcoré, contenant moins de 5 g de lipides aux 100 g ;

– 1 tranche de pain complet avec une noisette de margarine au tournesol ;

– 1 comprimé polyvitamines/sels minéraux.

Dans la matinée :

– 1 tasse de décoction de queues de cerise ou 1 gélule de poudre de queues de cerise ;

– 1 yaourt au choix pour les protéines (entre 4 et 8 g), maigre, allégé ou nature, sans sucre ou édulcoré, contenant moins de 5 g de lipides aux 100 g, ou un fruit frais au choix (sauf raisin, banane).

Vers 11 heures :

– 1 gélule d'ananas.

Déjeuner :

– 200 g d'asperges pour le potassium, le phosphore, les vitamines du groupe B, les vitamines C et E, et leurs propriétés diurétiques, dépuratives, drainantes du foie et légèrement laxatives, assaisonnées avec une sauce composée à partir d'1 cuillerée à café d'huile d'olive vierge extra, 1 cuillerée à soupe de jus de citron, 1 cuillerée à café de moutarde, 2 cuillerées à soupe d'eau, du persil, de la ciboulette, du poivre, un peu de sel, de l'ail haché ;

– 1 escalope de veau cuite à la poêle antiadhésive légèrement enduite d'huile d'olive vierge extra pour les acides gras monoinsaturés ;

– 2 petites pommes de terre (environ 150 g) pour le potassium, le phosphore, les vitamines B1, B2, B5, B6, B9 cuites à l'eau ou à la vapeur, ou encore au four ou sous les braises, avec la peau ;

– 1 fruit frais au choix (sauf raisin et banane) ;

– 1 tasse de thé vert non sucré ou édulcoré ou 1 gélule de thé vert.

Collation :

– 100 g de fromage blanc jusqu'à 20 % de matières grasses, sans sucre, pour les protéines (8 g) et le calcium ;

– 1 tasse de décoction de queues de cerise ou 1 gélule de poudre de queues de cerise.

Vers 18 heures :

– 1 gélule d'ananas.

Dîner :

– 1 grand bol de soupe ;

– 12 huîtres pour les protéines (13 g) et les bons acides gras poly-insaturés, si vous ne les aimez pas, remplacez-les par le poisson de votre choix pourvu qu'il soit cuit en papillote, au four, au court-bouillon… bref, sans matières grasses ;

– 1 grande assiette d'endives braisées ou en crudités, assaisonnées avec une sauce composée à partir d'1 cuillerée à café d'huile d'olive vierge extra, 1 cuillerée à soupe de jus de citron, 1 cuillerée à café de moutarde, 2 cuillerées à soupe d'eau, du persil, de la ciboulette, du poivre, un peu de sel, de l'ail haché et du persil ;

– 1 fruit frais au choix (sauf raisin, banane).

Vers 22 heures :

– 1 gélule d'ananas avec un petit verre d'eau.

En cas de fringale, dans la soirée :

– 100 g de fromage blanc maigre sans sucre ou édulcoré, ou un bol de soupe brûle-graisses.

Le conseil du jour

Si ce n'est déjà fait, reprenez une activité physique modérée pour relancer l'amincissement et transformer votre masse grasse (du moins ce qu'il vous en reste !) en muscles fuselés. La piscine, l'aquagym et tous les sports d'endurance pratiqués dans l'eau sont particulièrement recommandés pour l'action massante qu'exerce l'eau sur le corps.

Jour 6

La betterave est un légume au goût sucré, mais peu calorique (40 calories/100 g). A ce stade de votre programme minceur, vous n'avez plus aucune raison de vous en priver.

Petit déjeuner :

– 1 tasse de thé vert non sucré ou édulcoré, ou 1 gélule de thé vert avec la boisson de votre choix : café, Ricoré®, chicorée, thé noir, sans sucre ou édulcorée ;

– 1 fruit frais au choix (sauf raisin, banane) pour les vitamines, les sels minéraux, les oligo-éléments et les fibres ;

– 1 yaourt au choix pour les protéines (entre 4 et 8 g), maigre, allégé ou nature, sans sucre ou édulcoré, contenant moins de 5 g de lipides aux 100 g ;

– 1 tranche de pain complet avec une noisette de margarine au tournesol ;

– 1 comprimé polyvitamines/sels minéraux.

Dans la matinée :

– 1 tasse de décoction de queues de cerise ou 1 gélule de poudre de queue de cerise ;

– 1 yaourt au choix pour les protéines (entre 4 et 8 g), maigre, allégé ou nature, sans sucre ou édulcoré, contenant moins de 5 g de lipides aux 100 g, ou un fruit frais au choix (sauf raisin, banane).

Vers 11 heures :

– 1 gélule d'ananas.

Déjeuner :

– 200 g de betteraves pour le potassium, l'acide oxalique, les vitamines B9 et C, et leurs propriétés légèrement laxatives, sédatives du système nerveux et reminéralisantes, assaisonnées avec une sauce composée à partir d'1 cuillerée à café d'huile d'olive vierge extra, 1 cuillerée à soupe de jus de citron, 1 cuillerée à café de moutarde, 2 cuillerées à soupe d'eau, du persil, de la ciboulette, du poivre, un peu de sel, de l'ail haché ;

– 1 morceau (150 g environ) de lapin de garenne bien maigre, cuit au four ou en cocotte, sans matières grasses, pour les protéines (33 g) ;

– 1 assiette d'épinards frais cuits pour le potassium, le magnésium, le calcium, le fer, le sélénium, le zinc, le bêtacarotène, la lutéine, l'acide linolénique, les vitamines B9, C et E ;

– 1 fruit frais au choix (sauf raisin et banane) ;

– 1 tasse de thé vert non sucré ou édulcoré ou 1 gélule de thé vert.

Collation :

– 100 g de fromage blanc jusqu'à 20 % de matières grasses, sans sucre, pour les protéines (8 g) et le calcium ;

– 1 tasse de décoction de queues de cerise ou 1 gélule de poudre de queues de cerise.

Vers 18 heures :

– 1 gélule d'ananas.

Dîner :

– 1 grand bol de soupe ;

– 1 brouillade d'œufs composée à partir de 4 blancs d'œufs, 1 jaune, 50 g de tofu en petits dés pour les protéines (28 g), du poivre, un peu de sel, des dés de poivron, tomates, champignons, oignons, ail… et tous les légumes de votre choix pour les vitamines, les oligo-éléments et les fibres ;

– 1 fruit frais au choix (sauf raisin, banane).

Vers 22 heures :

– 1 gélule d'ananas avec un petit verre d'eau.

En cas de fringale, dans la soirée :

– 100 g de fromage blanc maigre sans sucre ou édulcoré, ou un bol de soupe brûle-graisses.

Le conseil du jour

Si vous avez opté pour les gélules plutôt que pour les infusions de thé vert et de queues de cerise, n'oubliez pas de les avaler avec un grand verre d'eau.

Dans tous les cas, veillez à boire suffisamment.

Jour 7

Dès à présent, vous allez reprendre une alimentation plus variée ; à partir de demain vous pourrez ajouter à vos menus les céréales et les féculents, à raison d'un petit bol chinois par jour.

Petit déjeuner :

– 1 tasse de thé vert non sucré ou édulcoré, ou une gélule de thé vert avec la boisson de votre choix : café, Ricoré®, chicorée, thé noir, sans sucre ou édulcorée ;

– 1 fruit frais au choix (sauf raisin, banane) pour les vitamines, les sels minéraux, les oligo-éléments et les fibres ;

– 1 yaourt au choix pour les protéines (entre 4 et 8 g), maigre, allégé ou nature, sans sucre ou édulcoré, contenant moins de 5 g de lipides aux 100 g ;

– 1 tranche de pain complet avec une noisette de margarine au tournesol ;

– 1 comprimé polyvitamines/sels minéraux.

Dans la matinée :

– 1 tasse de décoction de queues de cerises ou 1 gélule de poudre de queues de cerise.

– 1 yaourt au choix pour les protéines (entre 4 et 8 g), maigre, allégé ou nature, sans sucre ou édulcoré, contenant moins de 5 g de lipides aux 100 g, ou un fruit frais au choix (sauf raisin, banane).

Vers 11 heures :

– 1 gélule d'ananas.

Déjeuner :

– 200 g de cresson en salade, assaisonné avec une sauce composée à partir d'1 cuillerée à café d'huile d'olive vierge extra, 1 cuillerée à soupe de jus de citron, 1 cuillerée à café de moutarde, 2 cuillerées à soupe d'eau, du persil, de la ciboulette, du poivre, un peu de sel, de l'ail haché, pour le calcium, le potassium, le magnésium, le fer, le zinc, le bêtacarotène, les vitamines B9, C et E, et ses propriétés diurétiques, dépuratives, détoxifiantes, tonifiantes, stimulantes, reminéralisantes et drainantes ;

– 1 bifteck de bœuf (150 g) dans un morceau bien maigre (moins de 5 g de matières grasses aux 100 g), pour les protéines (42 g) ;

– 1 assiette de haricots beurre pour le calcium, le magnésium, le potassium, le fer, le sélénium, le zinc, le bêtacarotène, les vitamines B9, C et E, et leurs propriétés diurétiques, dépuratives, reminéralisantes, rassasiantes ; ils ont également la capacité de piéger le cholestérol dans leurs fibres (pectine) ;

– 1 fruit frais au choix (sauf raisin et banane) ;

– 1 tasse de thé vert non sucré ou édulcoré ou 1 gélule de thé vert.

Collation :

– 100 g de fromage blanc jusqu'à 20 % de matières grasses, sans sucre, pour les protéines (8 g) et le calcium ;

– 1 tasse de décoction de queues de cerise ou 1 gélule de poudre de queues de cerise.

Vers 18 heures :

– 1 gélule d'ananas.

Dîner :

– 1 grand bol de soupe,

– 1 assiette de calamars pour les protéines (25 g) et les bons acides gras polyinsaturés ;

– 1 assiette de fenouil cuit pour le potassium, le calcium, le bêtacarotène, les vitamines B6 et E, et pour ses propriétés diurétiques, laxatives, digestives, antifatigue et reminéralisantes ;

– 1 fruit frais au choix (sauf raisin, banane).

Vers 22 heures :

– 1 gélule d'ananas avec un petit verre d'eau.

En cas de fringale, dans la soirée :

– 100 g de fromage blanc maigre sans sucre ou édulcoré, ou un bol de soupe brûle-graisses.

Le conseil du jour

Voici venu le moment de prendre soin de vous : pourquoi ne pas vous offrir quelques séances de balnéothérapie ou mieux, une cure de thalassothérapie ?

S'il vous reste du poids à perdre, il serait malvenu de prolonger votre programme amincissant. Faites une pause pendant plusieurs semaines pour stabiliser votre nouveau poids, et réembrayez sur une cure de 14 jours ensuite.

Une bonne hygiène de vie... à vie !

Ça y est, vous avez terminé votre régime et vous avez gagné ! Vous vous sentez légère et surtout, heureuse d'avoir réussi votre challenge sans souffrir de la faim ni malmener votre corps.

Voici quelques conseils qui vous permettront de conserver à vie votre silhouette de rêve et votre forme éblouissante.

Faites l'impasse sur les sucres rapides évidents (sucre blanc, bonbons, miel…) ou cachés (yaourts sucrés, friandises, viennoiseries, sodas…).

Continuez à manger beaucoup de légumes et des fruits (attention toutefois à ne pas en abuser car ils sont riches en fructose, le sucre des fruits ; il s'agit toutefois d'un sucre lent) ; riches en fibres, ils calment bien l'appétit et sont bourrés de micronutriments et d'antioxydants.

Buvez suffisamment : 1,5 litre d'eau par jour.

Continuez à boire régulièrement du thé vert.

Oubliez les viandes grasses, la charcuterie.

Consommez du poisson ou des fruits de mer deux à trois fois par semaine : les bons acides gras polyinsaturés qu'ils contiennent vous protégeront contre les maladies cardio-vasculaires.

Les céréales et les légumineuses ne sont pas à exclure ; leur richesse en fibres, en micronutriments et en protéines végétales de bonne qualité en font un aliment indispensable. Toutefois, pour garder la ligne, n'en abusez pas : 1 bol chinois par jour semble être la dose à recommander.

Ne buvez pas plus de deux verres de (bon) vin, rouge de préférence, par jour ; le vin, en augmentant le taux de bon cholestérol, protège contre les maladies cardio-vasculaires.

Continuez à manger des protéines en quantité suffisante, sinon vous perdrez vos muscles et gagnerez en tissu adipeux.

Enfin, si vous reprenez du poids, ou pour vous détoxifier au printemps et à l'automne, le régime soupe vous permettra de retrouver rapidement ligne et santé.

Table des matières

IMPRIMÉ EN FRANCE PAR BRODARD ET TAUPIN
La Flèche (Sarthe), le 17-03-2000

pour le compte des
Nouvelles Éditions Marabout
D.L., mars 2000 – n° 1926
ISBN : 2-501-03408-2